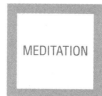

MEDITATION

INTERPERSONAL

EMOTION

PAIN

U0280326

辩证行为疗法：

掌握正念、改善人际效能、调节情绪和承受痛苦的技巧

[美]马修·麦克凯　杰弗里·伍德　杰弗里·布兰特里　著

王鹏飞　李桃　钟菲菲　译

重庆大学出版社

译者序

辩证行为治疗（Dialectical behavior therapy, DBT）是目前有最多循证医学支持的针对边缘型人格障碍有效的治疗方法。它在借鉴并结合东方宗教思想中的禅念的基础之上，提出了独有的正念（mindfulness）概念，旨在帮助人们面对自身的负面情绪，并最终从中走出。已有近30年历史的辩证行为疗法是一种非常实用且极其成熟的心理治疗方法，目前在美国临床心理治疗方面应用非常普遍。该疗法对每个人来说都有非常重要的应用价值，它能帮助人们认识自我、调整情绪、建立有效的人际关系以及学会如何忍受生活中常常滋生而又不可避免的痛苦，它也是对目前边缘型人格障碍及其他严重情绪调节功能缺陷病症最为有效的治疗方法。

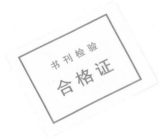

最早提出辩证行为疗法概念的人是美国华盛顿大学的马莎·莱茵汉（Marsha Linehan）教授，而本书的三位作者分别是加州伯克利莱特学院的哲学博士马修·麦克凯（Matthew McKay）、心理学博士杰弗里·伍德（Jeffrey C. Wood）和医学博士杰弗里·布兰特里（Jeffrey Brantley）。这三位博士在总结辩证行为疗法大量的临床实践之上，为读者提供了辩证行为疗法简单明了和按部就班的指导。

此书翻译，正值我国四川汶川发生中华人民共和国成立以来震级最高、破坏性最大的一次地震一月之后。"5·12"汶川大地震不仅夺去了许多人宝贵的生命，同时使更多幸存者和死者的亲属受到心理的煎熬从而产生严重的心理疾病：许多人亲身经历了从一个健康人变成一个残疾人的阵痛，亲眼目睹了身边的亲人瞬间被夺去生命的惨烈，站在废墟上回忆昔日美丽家园的怅惘和失落。这种高强度的情感冲击，可能造成敏感、多疑、高度紧张与戒备；也可能使人变得麻木、焦虑，或感到孤独、忧郁、悲伤。受到这些压迫性情绪的折磨，人际关系可能变得紧张、脆弱，最终造成自闭、自残等严重后果。因此，该书的面世，有助于指导灾区人民从地震灾难的心理阴影中恢复过来，积极面对现实，走上重建美好家园之路，这也正是我们翻译此书的最大动力。

《辨证行为疗法》并非是对辩证行为疗法的理论介绍书籍，而是辩证行为治疗的实际应用手册。它从最简单的承受痛苦开始，逐步指导人们学会处理各种压迫性情绪的正确技巧，并通过正念、情绪调节的各种方法帮助人们逐步走出心理障碍，建立更好的人际关系，重塑健康人格，获得更好的生活品质。

译介的过程对于每位译者也是一次学习和再思的历程。作为译者，我们在心理学方面可谓是外行，但我们本着学习的态度和严谨的译介理念，多方请教相关心理学专家，最终使得该书的译介工作得以顺利完成。

此外，感谢重庆大学出版社对我们译介此书的鼓励与支持，同时感谢参与此次翻译的曹力银、胡兴波、林文韬、董爱丽、徐婧、杨乔、王祥冰等。

最后，限于译者自身的水平及经验，错漏和不足在所难免，尤其是专业术语的翻译有不尽之处，恳请读者批评指正。

译者
于成都

纪念在我艰难的时刻永远伴我左右的母亲，路易丝·农·拉布拉希。

——马修·麦克凯

献给2005—2006年，我在弗雷斯诺城市学院和雷德里学院的学生和客户，他们的力量、希望和毅力激发我写作这本书。

——杰弗里·伍德

谨以这本著作献给所有在内心和现实生活中与激烈及难以预测的情绪抗争的人们，愿你们找到平安与幸福，并因为你们的努力而恩泽所有的生命。

——杰弗里·布兰特里

目录

导言
辩证行为疗法：治疗概述

由玛沙·莱恩汉（Marsha Linehan）创立的辩证行为疗法对帮助人们掌控压迫性情绪非常有效。研究表明，辩证行为疗法能提高一个人在不失去控制或避免做出破坏性行为的情况下处理情绪困扰的能力。

有很多人在和压迫性情绪作斗争，他们大部分的感受就像是将旋钮扭到极致。当他们生气、悲伤或惊恐的时候，这些感受就像强有力的巨浪，使他们失去自我控制。

如果你在生活中面对过压迫性情绪，你就知道我们谈论的是什么。总有这样的时候，你的感受以海啸般的力量打击着你。这时，它使你害怕去感受事物，因为你不想被你的情绪摔倒，这是可以理解的。糟糕的是，你越想压制或掩盖住你的情绪，这些情绪就变得越强大。对此我们会在关于情绪调节的第6章和第7章进行讨论。现在要了解的重点是试图阻止你的感受是行不通的。

有相当数量的研究表明，强烈的压迫性情绪很可能在一个人出生时就已经产生了，但也可能因童年时期的创伤和被冷落而加剧。在我们成长过程中的关键时候，创伤确实能改变我们的大脑结构，让我们在强烈的负面情绪下更加脆弱。然而，强烈情绪的倾向常常源于先天或创伤，并不意味着问题就无法解决。成千上万的人使用了在本书中学到的技巧而达到更好的情绪控制，他们能改变自己的生活——你也能。

那么，有些什么技巧呢，它们又怎样帮助你呢？辩证行为疗法教授四种极为重要的技巧，当某些情绪困扰你的时候，它们能减少你情绪波动的幅度，让你保持平衡。

1. 痛苦承受技巧将帮助你通过建立良好的心理弹性以更好地应对痛苦的事情，并且教你缓和消极环境因素影响的新方法。

2. 正念技巧将帮助你忽略过去的痛苦经历和未来可能发生的恐惧事情，从而更充分地体验当前的经历。

3. 情绪调节技巧帮助你更清楚地认识你的感受，然后体察每一种情绪而不是被它们左右。目的是用非对抗的、非破坏性的方式来调整你的感觉。

4. 人际效能技巧给你新的方式来表达你的信念和需求，设定原则，协商解决问题的方法——其前提是维护你的社会关系和尊重他人。

本书的结构易于学习。每种技巧都包含在两个章节内——基本的和高级的——除了冥想技巧，这一方法有三个章节。基础技巧章节讲解一些必要的概念，定义新技巧的要素，带你走出获取技巧的第一步。高级技巧章节带你学会其余的部分，逐步提高层次。为了让每一个步骤都清楚明白，还配有例子、评估、练习和工作记录，以帮助你练习所学的每一样东西。然后在最后综述一章，你将学会怎样整合所有的技巧，使其成为你生活中必不可少的部分。

本书写作的目的是为了易学。最难的事情是坚持做这些练习并将这些新技巧用于实践，仅看书是没用的。纸上的文字不会对你的生活产生任何影响，除非你用实际行动去完成书中学到的新技术和策略。所以，请想想你为什么阅读此书，你想改变什么，在本页写下三种你想改变的目前对你自身情绪的反应方式。换句话说，当你沮丧或压抑的时候，你会做哪三件有害的事情，并且你决心要用更好的处理方式去替代它们。

1.＿＿＿＿＿＿＿＿＿＿＿＿＿＿＿＿＿＿＿＿＿＿＿＿＿＿＿

2.＿＿＿＿＿＿＿＿＿＿＿＿＿＿＿＿＿＿＿＿＿＿＿＿＿＿＿

3.＿＿＿＿＿＿＿＿＿＿＿＿＿＿＿＿＿＿＿＿＿＿＿＿＿＿＿

此书的适读对象

这本《辩证行为疗法》有两大目标读者群。第一种是正在接受辩证行为治疗，并且需要一本手册帮助他们学会四种关键技巧的人（群体或个体），另外，此书也适合任何独自和压迫性情绪抗争的人。这里所有提供的方法都旨在让你掌控情绪的能力得到明显的提高。话说回来，如果你是自学此书并感到实施这些新技巧有一定困难，我们强烈建议你寻求合格的辩证行为治疗师的服务。

心存希望

大家都知道，生活总会有困难。但是，在与情绪的抗争中你并不总是绝望而一筹莫展。如果你真的努力实施这些技巧，你对一些情绪的反应方式总会改变。因为——不管是遗传还是儿时伤痛的因素——你在这儿学到的技巧能够影响每一次冲突，每一个沮丧的后果，还能明显改变你社会关系的进程。你有充分的理由满怀希望，你所有需要做的就是开始阅读此书，然后持之以恒地练习。

1
承受痛苦的
基本技巧

什么是痛苦承受技巧

在生活中，我们不得不面对苦恼和伤痛，它可能是身体上的，比如被蜜蜂蜇或摔断手臂，也可能是精神上的，比如说悲伤或愤怒。在这两种情况下，痛苦通常都是不能避免和不可预测的。你无法预知什么时候会被蜜蜂蜇或什么时候某事会让你伤心。通常，最好的办法就是运用你拥有的应对技巧并希望其发挥作用。

但对某些人来说，对精神和身体的伤痛总比其他人感觉更强烈，并且发生得也更频繁。他们的痛苦来得更快，就像汹涌的浪潮。经常，这种状况好像永不会结束，深陷其中的人不知道怎么应对伤痛的残酷。鉴于此书的写作目的，我们把这种问题叫做压迫性情绪（但请记住，精神和生理的伤痛常常如影随形）。

挣扎于压迫性情绪中的人常常用非常不健康、非常无效的方式去对付痛苦，因为他们别无选择。这是可以理解的，因为处于精神痛苦中的人很难理智地找到好的解决之道。尽管如此，许多被有压迫性情绪的人使用的应对策略只会使问题变得更糟。

这里列举了一些人们处理问题的通常做法。请在与你的情况相符的项目前打钩：

_____ 你花大量的时间去想过去的痛苦、错误和问题。

_____ 你在担心将来可能出现的痛苦、错误和问题时变得很焦虑。

_____ 你为了避免痛苦而远离人群。

_____ 你用酒精和毒品来麻醉自己。

_____ 你用对别人暴怒或试图控制别人的方式将情绪传给别人。

_____ 你做出危险的行为，比如，刀割、捶打、抓挠或火烧自己，或者扯自己
的头发。

_____ 你有不安全的性行为，比如和陌生人发生关系或者缺乏保护措施的性
行为。

_____ 你拒绝解决问题的根源。

_____ 你用食物来惩罚或控制自己，要么暴食，要么绝食，要么将已经吃了
的呕吐出来。

_____ 你试图自杀或做一些极度危险的举动，比如疯狂驾驶或者吸入超量的
酒或毒品。

_____ 你回避快乐的活动，比如社交或锻炼，也许你认为你没资格快乐。

_____ 你被痛苦打败，心甘情愿地过一种痛苦而破碎的生活。

所有这些做法都会带给你更大的精神痛苦，因为即使它们带来短暂的解脱，
但未来却会带来更深的伤痛。参考下列"自毁式应对策略的代价"的工作记录表
（表1.1），找出其中的道理。记下你使用的策略和相应的代价，然后随时加上你
能想到的其他代价。末尾处，尽量写下不在上列的你的策略和相应的代价。

表1.1 自毁式应对策略的代价

自毁式应对策略	可能付出的代价
1. 花大量的时间去想过去的痛苦、错误和问题	错过眼前的好事而追悔莫及；对过去的沮丧 其他：_____
2. 担心将来可能出现的痛苦、错误和问题而焦虑不安	错过眼前的好事；焦虑未来 其他：_____
3. 为了躲避痛苦而远离人群	独处太久，结果更加抑郁 其他：_____
4. 用酒精和毒品来麻醉自己	上瘾；丢财；工作出现问题；惹上官司；众叛亲离；生病 其他：_____

自毁式应对策略	可能付出的代价
5. 将痛苦的情绪转嫁给别人	失去友谊、爱情和亲人；大家都回避你；孤独；为伤害他人而自责；触犯法律 其他：_____
6. 做出危险的行为，比如，剪断或抓扯自己的头发还有自残	死亡；感染；毁容；残疾；羞耻；身体的疼痛 其他：_____
7. 不安全的性行为，比如滥交或缺乏保护措施的性行为	性传播疾病，其中一些甚至威胁生命；怀孕；羞耻；尴尬 其他：_____
8. 拒绝解决问题的根源	关系恶化；忙于替他人做事；处处碰壁；沮丧 其他：_____
9. 暴食或节食，要么将已经吃了的呕吐出来	发胖；厌食；贪食；健康恶化；医疗；尴尬；羞耻；沮丧 其他：_____
10. 试图自杀或采取一些致命的行动	死亡；住院；尴尬；羞耻；抑郁；长期药物并发症 其他：_____
11. 回避令人愉悦的活动，比如社交或锻炼	郁郁寡欢；缺乏锻炼；抑郁；羞耻；孤独 其他：_____
12. 你被痛苦打败，过着破碎的生活	痛苦不堪；对生活充满遗憾；抑郁 其他：_____
13.	
14.	

自毁式应对策略的代价是显而易见的，它们将把你眼前的烦恼扩大成永久的痛苦。记住，有时烦恼难免，但因烦恼而遭受的痛苦却往往能避免。

比如，好友玛丽亚和桑德拉发生了争吵，如果玛丽亚没有压迫性情绪，刚吵过她会难过，但几小时后，她会意识到自己和桑德拉都有错。于是第二天，玛丽亚就不再对桑德拉生气，但对于有压迫性情绪的桑德拉来说，争吵会连续几天在她脑子里盘旋，玛丽亚当时的一言一行都是对她的侮辱，于是三天后她们又见面时，桑德拉依然生气，然后又开始本已结束的争吵。两人又经历一次争吵的烦恼，但只有桑德拉会痛苦，很显然，桑德拉很久都抛不开情感的烦恼，日子过得沉重。我们不是总能操控生活中的烦恼，但却能控制烦恼带来的痛苦。

为避免这种长期的痛苦，第1章和第2章将教你痛苦承受法，这些技巧帮助你用一种更新、更健康的方式去忍耐和处理烦恼而不至于让它变成痛苦。这两章强调的新主张将教你"分散注意力、放松和应对"。

关于本章

在第1章中能学到的第一种痛苦承受法将教你从造成你烦恼的情境中分散注意力。这种方法的重要性在于：（1）它能让你暂时忘掉烦恼；（2）它能给你时间去找到恰当的回应方式。还记得桑德拉作茧自缚的例子吗？她忘不了和玛丽亚的争吵。分散注意力可以让你丢掉烦恼，想想别的事，也给你充足的时间，在你采取行动去应对艰难的情况前把情绪平静下来。

然而，别把分散注意力和逃避相混淆，后者是指你放弃应对困境，但分散注意力却是指当你的情绪平静到具有相当承受力的时候，你会主动去应对它。

本章你将学到的第二种痛苦承受法是自我抚慰技巧（Johnson, 1985; Linehan, 1993b）。在你去面对困扰的原因之前，自我抚慰是必要的，因为你的情绪可能太激动。许多有压迫性情绪的人在面对争吵、排斥、失败或其他不愉快的事情时会很暴躁。在你能运用新的情绪调节技巧（第6章、第7章）和新的改善人际关系技巧（第8章、第9章）去解决这些问题前，自我抚慰以重获力量是很必要的。如果这样做，痛苦承受法就像是给汽车加油后又能飞驰了。自我抚慰意味着让你从痛苦中平静和缓和下来，从而更好地采取下一步的措施。

自我抚慰法还有另一个作用。它帮你学会怜惜自己。许多有压迫性情绪的人幼年时期曾被虐待或冷落，结果，他们学会伤害而不是帮助自己。因此自我抚慰法的这一目的就是教你怎样温柔和充满爱意地对待自己。

怎样使用本章

在你阅读以下种种技巧时，把对你有用的作上记号。这会帮助你在读到本章结尾处时更容易找到面对紧急时的抽离办法，也可以从中受启发而创造一系列抚慰自己的放松技巧，无论是在家还是在外。这样，在下一章，你将学到更多先进的痛苦承受技巧。

全盘接受

提高承受痛苦的能力必须从改变你的态度开始。你需要一种叫"全盘接受"的东西（Linehan，1993a）。这是一种看待你人生的新方法。下一章将提出一些关键问题以帮助你用接受的态度来审视你的经历。但现在，简单解释一下这个概念就够了。

当一个人处于烦恼中，他通常的第一反应就是发怒或沮丧或责备，这是引起烦恼的罪魁祸首。但不幸的是，无论你责备谁，你的烦恼依然存在，你照样感到难受。事实上，在某些情况下，你会更生气，你的烦恼不减反增（Greenwood, Thurston, Rumble, Waters, & Keefe, 2003; Kerns, Rosenberg, & Jacob, 1994）。

对某种情形发怒或沮丧还让你看不清事情的真相。你听过"气昏了头"这种说法吗？它通常发生在有压迫性情绪的人身上。不停地责备自己或夸大情况就像在室内戴太阳镜，这样，你会错过一些细节而不能认清事实。发怒或认为某种情况不应该发生让你忽略了一个重点，那就是事情确实发生了，而你必须面对它。

对某种情形苛责会阻碍你采取行动去改变它，你不能改变过去。如果你花时间和过去作战——满怀希望地认为你的愤怒能改变一个既成事实——你将会一筹莫展，并且情况得不到丝毫改善。

所以，一句话——对情况夸大其词或过于自责常常导致更多的烦恼，错过细节从而不知所措。显然，发怒、沮丧或苛刻并不能改善状况。那么你有其他办法吗？

全盘接受态度提倡的另一选择就是承认你目前的处境，无论怎样，不要去评判它或自责。相反，尽力去意识到你目前的处境由来已久，是一连串事情的结果。例如，不久前，你（或其他人）觉得你需要寻求帮助以解决你正在经历的烦恼，于是几天后，你去书店买了这本书。然后今天你打算阅读本章，最后坐下来，翻开书开始阅读。此刻，你看到上面这段话。否认其中提到的引起后果的一连串事情将于事无补。努力和当前作斗争或者说不应该让事情变得更糟了。全盘接受意味着正视自己和现实，然后客观地看待它。

记住，全盘接受不是指你宽恕或同意别人的错误行为，而是指你不再用愤怒和责备与过去之事纠缠不休。比如你正处于一种很恶劣的人际关系中，你想外出，那就外出好了。别再浪费时间责备自己和他人而继续让自己感到痛苦，这样做于事无补。把你的注意力转移到你当前能做的事上面，那么，你的思路能更清晰，然后找到更好的解决之道。

全盘接受应对陈述

为了帮助你运用全盘接受技巧，作出应对的陈述来提醒你自己常常有用。下面是少量的例子，空白处由你来添加。如果你愿意运用某个陈述来提醒自己接受现实和造成它的一系列原因，就打钩。于是在接下来的练习中，你就可以运用你选择的陈述。

　　_____ "它只能是这样了。"

　　_____ "一连串的事情导致了现状。"

　　_____ "我不能改变既成事实。"

　　_____ "和过去作战没用。"

　　_____ "和过去作战只能让我看不清现实。"

　　_____ "我只能抓住眼前。"

　　_____ "和已发生之事作战是浪费时间。"

　　_____ "当下最可贵，即便我不知道要发生什么。"

　　_____ "鉴于之前发生的事，现在就应该是这个样子。"

　　_____ "现在的情况是无数个决定的结果。"

　　_____ 其他想法。

练习：全盘接受

现在，运用你选择的应对陈述，开始不带评价地彻底接受你人生中的意外。要接受每一个痛苦的情况自然是困难的，那么从小事开始吧。以下是一些建议，在你愿意尝试的内容前打钩，再加上你自己的点子。然后运用你的应对陈述去彻底接受现状，不评价，不指责。

　　_____ 读一篇关于某个争端的报道，对所发生之事不要去评价。

　　_____ 下次你若遇到堵车，不要抱怨，静静等待。

　　_____ 收看电视上的国际新闻，不要去责骂看到的事。

　　_____ 不带评价地收听广播里的新闻故事和政治评论。

_____ 回忆一下很多年前你生活中发生的一件并不使你感到失望的事情，运用彻底接受的态度不带评价地记住它。

_____ 其他想法：_____

摆脱自毁的行为

辩证行为疗法最重要的功能之一就是帮你摆脱自毁的行为，例如自伤、自残、火烧或抓挠自己（Linehan，1993a）。在你有这些行为时，没人否认你的痛苦很深。一些有压迫性情绪的人说，自伤行为能暂时地缓释他们的痛苦感受。这或许是真的，但这些行为一旦走向极端，可能造成严重的永久伤害甚至死亡，这也是事实。

想想你生命中经历的所有烦恼，想想所有在身体上、性行为上、精神上和语言上伤害过你的人，你继续更深地伤害自己，有什么实际的意义吗？开始自我疗伤，拯救自己不是更有意义吗？如果你真的想从经历的伤痛中恢复过来，你的第一步就该是停止自毁，这个做起来可能有点难，在你自伤时，自然分泌的止痛内啡肽在你体内奔腾的感觉或许让你沉醉。然而，这类行为是极度危险的，当然值得你尽全力去控制。

练习：摆脱自毁的行为

下面是一些你可以用来摆脱自毁情绪和思想的更安全的行为。在你愿意尝试的内容前打钩，然后加上你能想到的任何健康、无害的行为：

_____ 用手握住一块冰然后挤压它来代替你的自伤行为，彻骨的寒意能麻痹你并分散你的注意力。

_____ 用红色粗头记号笔在你身上具体标出你想切割的部位来代替刀割，用红油漆或指甲油营造出流血的感觉。然后用黑笔画上伤口缝线。如果你需要更多地分散注意力，就同时用另一只手挤压冰块。

_____ 你每次想自伤的时候就弹你手腕上的橡胶带，这或许痛苦，但它比刀割、火烧或残损自己的伤害小得多。

_____ 用指甲掐你的手臂，但不要弄破皮。

_____ 把你恨的人画在气球上，然后拍打。

_____ 给你恨的人或伤害过你的人写封信，说说他们对你做过的事和你恨他们的原因，然后把信扔掉或保存下来以后再看。

_____ 拼命地把泡沫球、袜子卷或枕头扔到墙上。

_____ 对着枕头，或在一个不会引人注意的地方尽力尖叫，比如声音很大的音乐会或你的车里。

_____ 用别针扎巫术玩偶代替自伤，你可用卷起的袜子、泡沫球和记号笔来制作巫术娃娃。或者你也可从商店买一个玩偶来扎，要那种软的易扎的。

_____ 哭泣。有时人们用做其他事来代替哭泣，他们害怕一旦哭出来就停不下来，不会这样的。事实上，哭泣能让你感觉好些，因为体内会分泌缓压荷尔蒙。

_____ 其他健康而无害的点子：_____

上面说的都是让你摆脱自毁情绪的替代行为。露茜在难过或生气时，常常用刀划自己，她的手腕和手臂上尽是刀疤。她在夏天也穿长袖，因为怕别人知道她对自己的行为，她会觉得很尴尬。但在接受了本书的一些建议后，她制订了一个摆脱计划。于是下次当她自责并想伤害自己时，她会看看替代行为计划，其中有用红笔在身上作标记那一条。她在想割自己的地方划一条线，进而用红漆营造流血的感觉。她那一整天都保留着这些印记，以提醒自己她感到多么地伤心和压抑。但接下来，在她睡前，她能够将那些"刀疤"和"鲜血"从手臂上抹去，不像那些永久的伤痕。

让自己转向快乐的活动

有时，做些愉快的事是摆脱痛苦情绪的良方。但是记住，你不必等到情绪很压抑的时候才进行这些活动。定时安排这类活动也很有帮助。实际上，你应该每天都找点乐事。锻炼也特别重要，因为它不仅有利于身体的全面健康，在某些情况下，能有效治疗抑郁症 (Babyak et al., 2000)。另外，锻炼能通过体内分泌的止痛内啡肽（你刀割自己时也会分泌）让你立即就感到愉悦。

以下是100多种用于摆脱烦恼的令人愉悦的活动。

开心活动总汇

在你愿意尝试的项目前打钩，补充你能想到的其他活动：

_____ 和朋友在电话里聊天

_____ 外出拜访朋友

_____ 在家里招待朋友

_____ 给朋友发短信

_____ 组织一个派对

_____ 锻炼

_____ 举重

_____ 做做瑜伽，或普拉提塑身运动，打打太极，要么报一个班学学

_____ 练练肌肉

_____ 到公园或其他安静的地方散散步

_____ 去户外看看云

_____ 慢跑

_____ 骑自行车

_____ 游泳

_____ 徒步旅行

_____ 做点刺激的事，比如冲浪、攀岩、滑雪、跳伞、骑摩托、划独木舟，或者去学学其中某项运动

_____ 去附近的球场加入别人的球赛或观看比赛

_____ 如果周围没人，就一个人玩，如篮球、保龄球、手球、小型高尔夫、桌球或壁球

_____ 做做按摩，能舒缓你的情绪

_____ 走出家门，哪怕只是在外面坐一会儿

_____ 开车兜风或坐公车到处逛

_____ 去一个没去过的地方旅游

_____ 睡觉或打盹

_____ 吃巧克力（它对你有用）或别的喜爱的食品

_____ 吃你最爱的冰淇淋

_____ 做做美容

_____ 去图书馆

_____ 去书店看书

_____ 去你最喜欢的咖啡厅喝咖啡或茶

_____ 参观博物馆或当地画廊

_____ 去购物中心或公园观察别人，琢磨他们在想些什么

_____ 祈祷或沉思

_____ 去自己所属的教堂，犹太教堂、寺庙或其他圣地

_____ 加入当地的宗教组织

_____ 给上帝写封信

_____ 给你很久没联系的亲人打个电话

_____ 学习一门外语

_____ 唱歌或学唱

_____ 玩乐器或学习怎么玩

_____ 写一首歌

_____ 听点儿欢快的音乐（收集一些留到心情不好的时候听的音乐）

_____ 在你房间里随着强劲的音乐起舞

_____ 回忆你最爱的电影、话剧的台词或歌词

_____ 用你的摄像机拍一部电影或录像

_____ 照相

_____ 加入一个公共讨论组织，写一篇演讲稿

_____ 加入一个当地的影剧社

_____ 加入当地的合唱团

_____ 加入一个俱乐部

_____ 建一个园林

_____ 到外面打工

_____ 干点编织、针织、缝纫的活儿或学着做做

_____ 制作一本图片剪贴簿

_____ 染指甲

_____ 换一种染头发的颜色

_____ 洗个泡泡浴或淋浴

_____ 维修你的小汽车、卡车、摩托车或自行车

_____ 做一餐你最爱的饭菜

_____ 尝试做一道新菜

_____ 参加一个烹饪班

_____ 外出就餐

_____ 外出遛宠物

_____ 向朋友借一条狗，带它去公园

_____ 给宠物洗个澡

_____ 外出看看鸟或其他动物

_____ 找点有趣的事做，比如看看周日漫画

_____ 看喜剧片（开始收集喜剧片留到情绪压抑时看）

_____ 到影院随便看部电影

_____ 看电视

_____ 听广播

_____ 看一场体育比赛，比如棒球或足球

_____ 和朋友打打球赛

_____ 玩玩接龙游戏

_____ 玩玩电脑游戏

_____ 网上聊天

_____ 浏览你最喜欢的网站

_____ 浏览家族网站，并保存它

_____ 建立个人网站

_____ 在网上写博客

_____ 加入网上约会

_____ 把你不要的东西拿到网上卖

_____ 网上购物

_____ 做拼图游戏

_____ 打自杀、危机心理热线，和别人聊聊

_____ 去购物

_____ 理个发

_____ 在当地大学、成人学校或网上注册一个令你兴奋的课程

_____ 读你喜欢的书、杂志、报纸或诗歌

_____ 读一本很垃圾的名人杂志

_____ 给朋友和亲人写信

_____ 在你的肖像画或照片上写点你喜欢的关于你自己的事

_____ 写一个关于你自己或别人生活的诗歌、故事、电影或剧本

_____ 在你的杂志或日记里写下今天的事儿

_____ 心情好的时候给自己写封情书，然后留到伤心的时候看

_____ 在心情好的时候，列出十件你擅长的事或你的优点，然后留到伤心的时候看

_____ 画幅画

_____ 用毛笔或手指画画

_____ 自慰

_____ 和你爱的人做爱

___列一个你崇拜并想模仿的人的名单——真实人物或历史虚构人物，说说你崇拜的理由

___写一个你曾经经历的最疯狂、最搞笑或最色情的故事

___列出你死前想做的十件事情

___列出你最想交朋友的十个名人并说说理由

___列出你最想与之做爱的十个名人并说说理由

___给曾在生活中帮助过你的人写信并告诉他们原因（如果你不愿意，可以不寄出）

___想一些你自己认为的乐事

___其他想法：

这里有一个用开心的活动解脱自己的例子。凯伦觉得孤独，无所事事。当她独坐家中，想起这一生是多么孤独，在她成长的过程中，父亲又怎样伤害了她。很快，她陷入痛苦的情绪中。事实上，回忆还诱发了她肩部的疼痛。凯伦开始哭泣，不知所措。幸运的是，她想起了制订的摆脱烦恼计划，锻炼对她总很有效。于是，她一边听着最爱的音乐，一边在公园长时间地散步，这个活动没有抹去她的回忆，也没有完全消除她的痛苦，但散步确实起到了舒缓的作用，不至于让悲伤将她打垮。

将注意力转移至其他人来分散自己的注意

另一个摆脱烦恼的很棒的办法是将注意力投注到别人身上。以下是一些例子，在你愿意尝试的选项前打钩，再添加些你能想到的活动：

_____为他人做点事。给你朋友打电话，问问他们是否需要帮助做点什么，例如脏累活儿，采购杂货或做清洁。问问你的父母、祖父母或兄弟姐妹，看能否帮他们点什么，告诉他们你很无聊，想找点事做。给你认识的人打个电话，带他出去吃午饭。走出家门，看见第一个需要钱的人，请慷慨解囊。如果在你压抑的时候，你能提前做点类似的安排，你可以打电话给当地的施粥站、收容所或自愿者组织。计划参加救助活动。加入当地的政治活动、环境保护社团或其他组织，参与帮助他人。

_____将注意力从自己身上移开。去当地的商店、购物中心、书店或公园。就坐那儿观察别人或穿行于他们中间，看看他们在做什么，怎样打

扮。听听他们谈话，数数他们衬衫上的纽扣，尽可能捕捉与这些人有关的细节。看看是蓝眼睛的人多，还是棕色眼睛的人多。当烦恼重新来袭的时候，再次去关注这些人的细节。

_____想想你关心的人。放一张他们的照片在钱包里，这个人可以是你的丈夫、妻子、父母、男朋友、女朋友、孩子、好朋友或者你崇拜的人，像德瑞莎修女、甘地、耶稣、象头神甘奈施等，还可以是电影明星、运动员或你未曾见过的人。当你痛苦时，拿出他们的照片，想象你受到伤害时能和他们进行友善的有疗伤作用的谈话。他们说什么能让你感觉好些，就想象他们在对你说什么。

_____其他的点子：_____

这里有一个借他人来分散注意力的例子。路易斯和她男友罗格打了一架，神情沮丧。很快，当路易斯想起过去她和男友的每一次争斗，陷入了痛苦中。她来到桌边，那儿有她母亲的照片，她坐下来对着母亲说话，就好像她还活着。她求母亲给她力量和指引来解决她和罗格的问题。然后她想象母亲对她说了些话，感觉好了点。后来，当她脑子冷静下来，她做了那天她本该做的事情。

转移你的思想

人的大脑是一部生产思想的奇妙机器，每天都源源不断地涌出。大多数时候，使得我们的日子更轻松。但不幸的是，我们无法完全控制大脑想什么。这有个例子，想象一张你最喜欢的卡通形象图片，比如兔巴哥、史努比、超人或随便什么。闭上眼，然后用思想的眼睛去观察它生动的细节，记住它长什么样，在脑子里停留约15秒，记住了吗？现在，在接下来的30秒里，尽力不要去想它，把它挡在你的思想外，但别骗自己，——它总是频繁地闯入你的脑子里，不去想它简直不可能。实际上，你越努力不去想，那个形象越是活跃，你大脑越要把它引入你的思想。但凡你越想忘掉什么，你的大脑越要记住它。这就是为什么强迫自己忘掉发生的事是不可能的，这也是你不能强行摆脱某种讨厌情绪的原因。

那么，就不要强迫自己忘掉记忆或思想，试着用其他的记忆或想象来转移你的思想，这里有一些例子，在你愿意尝试的选项前打钩，再添加一些你能想到的做法：

_____ 记住过去的一些愉快、有趣或刺激的事情。尽可能多地记住这些美好回忆的细节，你做了什么？你和谁在一起？发生了什么？

_____ 想一些令你兴奋的性内容，营造你和某个认识或想认识的人之间的性幻想，尽可能多想些细节，都有些什么刺激的事儿？

_____ 看看屋外的大自然，尽可能贴近地观察花朵、树木、天空和自然景观。观察周围所有的动物，听它们发出的声音。或者如果你生在远离自然的都市，尽力去观察你能接触到的或者闭上眼想想你以前观察过的景象。

_____ 想象你是能够改变过去和未来的男英雄或女英雄。你将做些什么？人们将对你说些什么？

_____ 想象你得到其意见对你很重要的人的夸赞，你做过什么？这个人对你说什么？为什么他的意见对你有影响？

_____ 想象你最大的梦想实现了，它是什么？它的实现会涉及什么人？之后你会做些什么？

_____ 保留一份你最喜欢的祈祷文或格言，然后，当你感到难过时，拿出来对着自己念念，想象这些字句正抚慰着你，使你平静，用上你诵读时让你舒缓的幻想（例如从天堂或宇宙洒下的一束白光）。

_____ 其他点子：_____

这里有个转移思绪的例子。约耳和他的母亲关系紧张，她总批评他，说他做事总做错。当这些记忆压抑他的时候，约耳不知如何应对。有时，他只能对着朋友或身边的人吼叫，但在制订了转移注意力计划后，约耳有了别的办法。下一次，他再想到母亲的训斥，就跑到卧室躺下，然后想象自己是一个遭到母亲恶声恶语的小孩，他把希望在几年前说的话都对她讲了。他告诉母亲，她错了，不该再批评他。约耳按照他对多年前的希望来幻想一些细节。后来他感觉好多了，他逃出了痛苦情绪对他一次又一次的折磨。

转移注意力，走为上策

有时最好的办法是走开。如果你和某人关系恶化，你意识到你的情绪会让你感到压抑并可能使情况变得更糟，于是，走为上策。记住，你如果已经情绪压抑，要想找到一个解决问题的好方法会更难，为了给自己时间来平复情绪，作下一步的打算，也许你最好将自己和当时的处境拉开一段距离，走开是最好的选择，不必给自己的情绪火上浇油。

这里有个用走开来转移注意力的例子。安娜在一家大型百货公司买外衣，她要某个导购帮她寻找她要的尺寸，但那人忙于接待其他顾客。安娜压住性子等着，想要那名导购注意到她但没用，安娜感到自己马上就要发火了，只想把那上衣撕成两半。要在过去，她会留在店里，越来越生气，但这一次，她记住应该马上离开。她走出那家店，买了点别的，当那家店没那么挤了，她也能更好地控制自己的时候，又折回去买那件上衣。

用工作和杂事来转移注意力

奇怪的是，很多人从不安排足够的时间来照顾自己和打理生活环境。结果，工作和琐事总完不成。那么现在是绝好的机会做点关心自己和环境的事。下次，你再身处困境，不妨做下面的事情来让自己暂时解脱，在你愿意尝试的内容前打钩，然后加上你能想到的任何活动：

_____洗盘子。

_____给你好久没交谈过的人打个电话，但不是给你生气的人打。

_____打扫一下屋子，或是帮你的朋友打扫或修剪园子。

_____清理衣橱，捐出旧衣裳。

_____重新布置一下房间，至少墙壁得弄弄。

_____整理一下书籍、光碟、电脑桌面，等等。

_____如果你没工作，找一个，有就找个更好的。

_____去理个发。

_____去修修指甲或脚，要么两个都来。

_____做个按摩。

_____清洗自己或别人的小汽车。

_____修剪草坪。

_____清洗车库。

_____洗衣服。

_____做家务。

_____做你带回家的工作。

_____擦皮鞋。

_____擦拭首饰。

_____清洗浴缸，然后洗个澡。

_____给植物浇水或做点园子里的活儿。

_____为你自己和朋友做顿饭。

_____把账付了。

_____参加一个声援集会，如禁毒匿名组织、禁酒匿名组织或暴食者匿名组织。

_____其他点子：_____

这里有一个用工作和杂事来分散注意力的例子。麦克打电话约他女朋友米歇尔看电影，而米歇尔和她的朋友已经有别的安排，麦克感到出乎意料地被拒绝和抛弃。他开始对着米歇尔大吼大叫，米歇尔挂断了他的电话，这让他更生气，心里空落落的。很快，他感到有点头晕，也很困惑，情绪变得很暴躁。但这一次，他不再给米歇尔打电话，也不再争吵，而是从钱包里拿出先前做好的转移注意力计划（在本章结束时，你也可以制订一个）。在计划里，他写了"去理发"，于是他去了半英里外的理发店。当他走出理发店，怒气已消，当他回家时，已经足够平静，可以给米歇尔再打个电话，问问她第二天是否有空。

用数数来转移注意力

数数是一种简单的技能，它能让你的大脑运行起来，帮你专注于烦恼以外的事。这儿有些例子，在你愿意尝试的内容前打钩，然后加上你能想到的任何行为：

_____数你的呼吸。坐在舒适的椅子上，手放在肚子上，做一个舒缓的深呼吸。想象吸气进入胃里，而不是肺里，感觉你的肚子随着每一次吸气像气球一样胀大，开始数你的呼吸。当你不可控制地又想到引起你烦恼的事，重新开始数。

_____ 数其他的东西。如果你太专注你的烦恼，就去数你听到的声音，这能将你的注意力转至别处，你也可以去数身边经过的小汽车，去数每一种你知觉到的或者任何可以计数的事物，如你正看着的树的枝丫。

_____ 在基数之上不断增减七。例如，用一百作基数，减去七，得到的数字继续减七，一直进行下去。这个活动确实能让你从烦恼中摆脱出来，因为它需要你注意力特别集中。

_____ 其他数数的点子：_____

这里有个用数数转移注意力的例子。当多恩的妈妈叫她帮忙摆饭桌的时候，多恩很不高兴，"她总叫我做这做那，"多恩这样想。她感到心中的怨气越来越大，于是走进自己的房间，她想起上次同样的情况发生时，她用数呼吸的方法平复了情绪。她坐下来，又试了一次，10分钟后，她平静多了，于是，又走回饭厅。

制订你的转移注意力计划

现在，把你在下次又处于不愉快和不舒服的境境时愿意尝试的转移注意力法归纳一下，你选择的内容将构成你的转移注意力计划。记住，这些只是你为了解脱、放松和应对而实施的计划的第一步。在下面写下你选择的转移注意力的技巧。完成后，再把它们写在3×5英寸的卡片或贴纸上，放在钱包里，随身携带。那么下次当你再遇烦恼时，你就可以拿出卡片，重温你的转移注意力计划。

我的转移注意力计划

1._____
2._____
3._____
4._____
5._____
6._____
7._____
8._____

放松及自我抚慰

现在，你已经学会了一些从压迫性情绪中解脱出来的科学有效的办法，你还需要学习抚慰自己的新方法（Johnson, 1985; Linehan, 1993b）。记住，接下来的这些技巧将给你解脱、放松和应对计划的第二步。这部分的活动将教你放松。然后，在本书的后面，你将学会有针对性地解决问题的技巧，包括情绪调节技巧、冥想技巧、人际效能技巧。

从很多方面来讲，学会放松和自我抚慰都非常重要。当你放松时，你身体感觉更好，机能也更有效。在放松状态下，你的心跳更慢，血压降低，你的身体不再处于时刻准备遭遇压力或力图逃避的应激状态，这样，你的大脑更容易想到解决问题的有效办法。

这里涵盖了一些需要调动你的嗅觉、视觉、听觉、味觉和触觉来让你放松和舒缓的活动，它们会给你的生活带来一丝丝的宁静。如果其中任何一个活动没能帮你放松甚至使你更糟，那就不要再做了，尝试点其他的。记住，个体之间有差异。例如，有些人听音乐时更放松，而另一些人觉得洗泡泡浴更有效。当你在列这个单子时，想想什么对你最有效，要勇于尝试令你兴奋的新事物。

调动嗅觉的自我抚慰

嗅觉是一种强有力的能开启你记忆开关的知觉，让你体验某种感情，因此，识别让你感觉愉悦而不是讨厌的气味对你很重要。这里有些点子，在你愿意尝试的选项前打钩，再添加些你能想到的做法：

_____ 在你屋子里点上香烛或香，寻找到令你愉悦的气味。

_____ 洒点令你感觉快乐、自信或性感的香料、香水或古龙水。

_____ 将杂志上的香卡剪下来，放在手提包或钱包里，随身携带。

_____ 去有吸引你的有香味的地方，比如面包房或餐厅。

_____ 给自己烘制有诱人气味的食物，比如巧克力甜饼。

_____ 在附近公园找块地儿躺着，闻闻草香和户外的气息。

_____ 买些刚摘的花或从邻居家求些花来。

_____ 拥抱一个气味能让你平静下来的人。

_____ 其他想法：_____

调动视觉的自我抚慰

视觉对人类很重要。事实上，人脑的很大一部分是专属于控制视觉。你看到的东西能对你产生很大的影响，不管是好的还是坏的。所以找到一个让你放松的画面特别重要。同样的，效果视不同人的品味和偏好而定。这里有些建议，在你愿意尝试的选项前打钩，再添加些你能想到的做法：

_____ 浏览杂志和书籍，剪切下你喜欢的图片，把它们拼贴在一起挂在墙上，或放一些在你的手提包或钱包里，离家的时候可以看看。

_____ 找一个你看着舒服的地方，如公园、博物馆、大峡谷或是这些地方的照片。

_____ 到书店找一本让你放松的摄影集或画册，比如安塞尔·亚当斯的自然风光摄影。

_____ 画一幅令你自得其乐的画。

_____ 带上一张你爱的人、你倾慕的人或你崇拜的人的照片。

_____ 其他想法：_____

调动听觉的自我抚慰

某些声音能抚慰我们。例如听轻柔的音乐，能让人放松。本章就是我听着古典音乐写成的。然而，我们每个人都有自己的品味，你得找到最适合你的，用下面的例子识别让你放松的声音，在你愿意尝试的选项前打钩，再添加些你能想到的做法：

_____ 听舒缓的音乐。可以是古典乐、歌剧、老歌、新世纪音乐、摩城音乐、爵士、凯尔特音乐、非洲音乐或者任何对你有效的音乐，可以是歌曲，也可以是纯音乐。去一个唱片店，在购买前，先试听一下，为了找到放松的音乐，选择范围大一点。并且随时听。

_____ 通过卡带或光碟听书籍的朗读。许多公共图书馆允许借出这种卡带，借一点来听听是否有利于放松，你甚至不必留意故事的线索，有时，仅仅听着某人讲话的声音就非常令人放松。同样，把这些录音资料放在你的车里或下载到你的便携式播放器里。

_____ 打开电视，只听不看。找一部沉闷而安静的剧目，千万不要选像杰瑞·斯普林格主持的谈话节目那样让你发火的节目。找一把舒适的椅子坐下或躺着，闭上眼睛，静静地听，把音量调到不至于太吵的程度。多年前，公共电视台曾播过一部剧，主角是一个名叫鲍勃·罗斯的画家，他的声音是如此地轻柔舒缓，以至于很多观众反映，看着他的戏份时都会睡着，去找一部像这样让你放松的剧。

_____ 收听电台轻松的谈话节目。注意——是轻松的谈话节目，而不是让你难过或发火的。避开政治谈话节目或新闻，找谈话主题较为中性的，比如国家公共电台的汽车谈话节目或园艺类节目。同样，有时仅仅听着别人讲话就非常令人放松。当你忧伤或生气时，就随时听听收音机。

_____ 打开窗户听外面宁静的声响。或者，如果你居住地外面没有轻快的声响，那就去找一个有的，比如公园。

_____ 听自然界声响的录音。例如鸟类或其他野生动物的叫声，这样的录音你常常可在音乐商店里买到，然后你就可在手机上播放。

_____ 听听白色噪声。它是一种能屏蔽其他噪声的声响，你可以买一台制造空气流通的白色噪声的机器，或者你可以打开电扇来屏蔽噪声，有的白色噪声机器本身录有声响，像鸟叫、瀑布、热带雨林的声音，很多人发现这类机器的声音很让人放松。

_____ 听听个人喷泉的声音。这种小型的电动喷泉在大多数百货商店都可买到，很多人发现家里涓涓细流的声响令人平静。

_____ 听听放松练习的录音。这样的练习将帮助你想象自己在全方位地放松，还有些录音练习甚至教你用自我催眠的方式来放松。这样的录音在一些书店里或者网上的自助出版商那可以买到，后者如 New Harbinger 出版社。

_____ 听听奔腾的或缓流的水声。也许当地公园里有瀑布，附近的购物中心有喷泉。或者你也可以坐在浴室里听水的流动。

_____ 其他主意：_____

调动味觉的自我抚慰

味觉也是很强烈的知觉。我们的舌头有不同的味蕾分布区来区分食物的香气和味道，这些知觉也能触发记忆和情感。同样，找到你适宜的味道很重要。然而，如果你有饮食问题，比如吃太多，强迫性进食，腹泻或者偏食，请向专业咨询师求助。如果吃饭的过程让你难过或紧张，那就调动其他的知觉来使你平静。但如果进食能抚慰你，就请尝试下面的建议。在你愿意尝试的选项前打钩，再添加些你能想到的做法：

_____ 吃你最爱的饭菜，无论是什么。慢慢地吃，这样你能充分享受它的独特风味。

_____ 带点棒棒糖、口香糖或其他糖果在身边，沮丧的时候吃点。

_____ 吃点让你轻松的食物，如冰淇淋、巧克力、布丁或其他让你感觉不错的食物。

_____ 喝点令人放松的饮品，比如茶、咖啡、热巧克力。慢慢地喝，这样你能充分享受它的独特味道。

_____ 吮吸冰块儿或冰棒儿，特别是在你觉得温暖的时候，享受它在你口中溶化的感觉。

_____ 买一块成熟而多汁的新鲜水果，然后慢慢吃。

_____ 其他想法：_____

调动触觉的自我抚慰

我们常常忘记触觉，但却免不了要碰触东西，比如穿的衣服或坐的椅子。我们的皮肤是身上最大的器官，布满了传输感觉到大脑的神经。某些触感是愉快的，如爱抚一只柔软的小狗，而另一些触觉是对危险的提醒，因此，令人一紧或疼痛，如摸火炉。同样，我们每个人偏爱不同的触觉，你得找到你的喜好。这儿有一些建议。在你愿意尝试的选项前打钩，再添加些你能想到的做法：

_____ 放点柔软顺滑的东西在口袋里，需要的时候摸摸，如一块布。

_____ 洗一个热水或冷水浴，享受水从你皮肤滑落的感觉。

_____ 洗一个热的泡泡浴或香精浴，享受皮肤上的轻松触感。

_____ 做做按摩。许多遭受过暴力和性虐待的人拒绝任何人的碰触，这可以理解，但并不是所有的按摩都需要脱掉衣服，有些技法，比如日本传统的指压按摩法，只需要你的衣裳宽松点就行了。肩颈按摩，通常在按摩椅上做，也不需要宽衣。如果你很在乎这一点，去问问按摩治疗师在不脱衣的情况下哪种按摩最好。

_____ 自我按摩。有时自己揉揉酸痛的肌肉也很舒服。

_____ 逗宠物。养一只宠物对健康有诸多好处。宠物主人通常血压不高，胆固醇不高，心脏病发病率较低（Anderson, Reid, & Jennings, 1992），其他的健康指数也较高（Serpell, 1991）。另外，和宠物玩耍及爱抚动物皮毛能给你一种温柔的触觉体验。如果你没有宠物，养一只吧，如果你养不起，就去拜访有宠物的朋友，要么去当地动物收养所和那些被救的动物玩耍。

_____ 穿你最舒服的衣裳，像旧T恤、宽松的汗衫或者旧牛仔服。

_____ 其他主意：_____

制订放松计划

现在，你已经阅读了调动五种感官自我放松和抚慰的建议，列一个你愿意尝试的技巧的单子。回顾一下你打过钩的项目，具体地制订一个在家里和离家在外时可尝试的活动计划。

在家时的放松和抚慰技巧

1._____
2._____
3._____
4._____
5._____

把这个单子放在方便的地方以便想起。你还可以复印一份放在随时可看到的地方，比如冰箱上、书桌上、浴室的镜子上或床边，这样你可以提醒自己抓紧一切机会自我放松和抚慰。也可在痛苦情绪压抑你，阻碍你冷静思考问题的时候使用。

现在，为你离家在外时制订一个类似的单子。同样，复习一下在前面几页你打过钩的抚慰技巧，能激发新的点子，但请确定它们适用于出门在外。例如，别写下"洗热水澡"，因为你不在家的时候，这几乎不可能。

离家时的放松和抚慰技巧

1._____

2._____

3._____

4._____

5._____

现在，将这些点子抄在索引卡上以提醒你离家的时候该做什么。把这个单子放在你的车里、钱包里或手提包里。然后，确定带上了一切所需，比如糖果、便携式收音机、图片，等等。这样你可在离家时练习放松，特别在痛苦情绪压抑你，阻碍你清晰思考的时候。

结束语

你已学会了一些基本的转移注意力和放松的技巧。当你因痛苦而压抑时，你应该立即使用这些技巧，下一章将在此基础上，教你更高级的转移注意力和放松的技巧。

2
承受痛苦的高级技巧：改善现状

在上一章，你学了许多应对危机的重要技巧，这些技巧让你从痛苦的处境中解脱出来，帮你自我抚慰和放松，以达到更有效解决问题的目的。记住，你对危机控制的目的是分散注意力，放松和应对。

从上一章开始，你已在练习痛苦承受技巧。在本章，你将进入此技巧的高级阶段。它们让你在将来身处逆境时感到更有力量，并帮你拥有一个更轻松完满的人生。

在尝试每一种技巧后，给有用的做上记号，便于以后可以识别它们。

安全地方的形象化

安全地方的形象化是一种有力的减压技巧。通过想象一个让你放松的安全的环境，达到自我抚慰。实际上，你的大脑和身体常常不能区分事实和想象。所以，如果你能成功地在脑海里构建一个宁静、放松的画面，你的身体也能得到抚慰。

确保你能在一个没有任何干扰的安静房间里做这个练习。关掉手机、电视和收音机。如果家里有人，告诉他们接下来的20分钟内不要打扰你，给你自己放松的时间和自由，那是你该得到的。开始前请读下面的指令，如果你愿意用脑子记住它们，就闭上眼开始形象化练习，或者，你要愿意，也可用录音设备录下这些指令。用缓慢而慰藉的声音读出它们，然后闭上眼聆听你创制的形象化练习。

在练习开始前，想想现实的或想象让你感觉安全放松的地方，它可以是你曾造访的真实之地，比如海滩、公园、田野、教堂／庙宇、你的房间，等等；也可以是你完全虚构的，比如空中飘浮的白云、中世纪城堡或月球表面等任何地方。如果你想不出这样的地方，那就想想让你放松的颜色，如粉红或婴儿蓝。尽你的全力去想象就好。在练习中，本章指令会引导你更具体地构建这样的地方，但开始前，请确定你心中已有一个地方。记住，它应该令你安全和放松。

在开始形象化练习前，完成下面有关的句子：

- 我的安全地方是_____
- 我的安全地方让我感觉_____

指令

开始，坐在舒适的椅子上，双脚平放在地板上，双手呈自然休息状，置于椅子的扶手或你的大腿上。闭上眼，通过鼻子做一个缓慢的深呼吸，吸气的时候感觉你的肚子像一个气球膨胀，屏住气5秒钟：1、2、3、4、5。然后通过嘴慢慢呼出，感觉你的肚子像跑气的气球瘪下去。再一次，通过鼻子做一个缓慢的深吸气，感觉你胃部的膨胀，屏住气5秒钟：1、2、3、4、5。然后通过嘴慢慢呼气。再来一次，通过鼻子做一个缓慢的深吸气，感觉你胃部的膨胀，屏住气5秒钟：1、2、3、4、5。然后通过嘴慢慢呼气。现在，开始做缓慢的深呼吸，不要屏气，在余下的练习中继续平稳地呼吸。

现在，闭上眼，想象你已进入你的安全地方，调动你所有的知觉，融入到画面中。首先，用你的视觉想象力环顾四周，这个地方看起来是什么样的？是白天还是夜晚？是晴还是阴？关注细节。你独自一人还是有其他的人或动物？他们在做什么？如果你在室外，抬头看看天空，眺望地平线。如果你在室内，观察墙和家具是什么样的，房间里亮还是暗，选择一些令你舒心的东西看看，然后，继续用你的视觉想象力再看上几秒。

接下来，调动你的听觉想象力。你听到什么？有其他的人或动物吗？听见音乐了吗？听见风声或海潮声吗？选择一些悦耳的声音听听，然后，继续用你的听觉想象力再听上几秒。

接着，你的嗅觉想象力登场了。如果你在室内，你闻到什么味？新鲜吗？有东西燃烧的味儿吗？或者，如果你在室外，你能闻到空气、青草、海洋或者花朵的气息吗？选择画面中一些令你平静的气味闻闻，然后，继续用你的嗅觉想象力再闻上一会儿。

接下来，看看能不能用你的触觉想象力去感知一些事物。画面中，你正坐或站在哪儿？能感到风吗？能感到碰触到什么吗？选择场景中令你舒服的东西摸摸，然后用你的触觉想象力再摸摸。

最后，调动你的味觉想象力。在场景中你正吃着或喝着什么吗？选择可口的东西尝尝，然后用你的味觉想象力再尝尝。

现在，再用上几秒钟，调动你所有的知觉想象力去构建你的世外桃源，感知在这里你是多么的安全和放松，当你想获此感觉的时候，记住你随时可以随着想象回到这里。当你感到悲伤、愤怒、烦躁或痛苦时，你也可以回来。最后再环顾一次吧，记住它的模样。

现在，双眼紧闭，把注意力再次集中到呼吸上。同样，通过鼻子做一个缓慢的深吸气，通过嘴呼出。然后，当你准备好了，睁开眼睛，重回现实。

暗示控制放松

暗示控制放松是能够帮你减轻压力和肌肉紧张的快速、简便的技巧。一个暗示是帮你放松的触发点或命令。在这种情况下，你的暗示就是一个词，像"放松"或"平静"，该技巧的目的就是在你想到暗示词的时候，引导你的身体释放肌肉的紧张。开始的时候，你需要指令帮助你释放身体各部分的肌肉紧张，但练习该技巧几周后，仅仅做几个缓慢的呼吸和想到暗示词，你就能一次性地全身放松。开始前，选择一个能帮你放松的暗示词。

- 我的暗示词是＿＿＿＿＿＿＿＿＿＿＿＿＿＿＿＿＿＿＿＿＿＿＿＿＿

在开始此练习的时候，你需要找一把舒适的椅子坐下。练习了几周后，你就能随处做此练习，即便站着也行。你还能做得越来越快。但开始时，在一个不被打扰的房间里找个舒适的地方坐下，确保没有任何干扰。关掉手机、电视和收音机。如果你家有人，告诉他们接下来的20分钟内不要打扰你，给你自己放松的时间和自由，那是你该得到的。在开始前，阅读下面的指令，如果你觉得用脑子记住好，就闭上眼睛，开始放松练习，或者，你要愿意，也可用录音设备录下这些指令，然后闭上眼聆听你创制的放松练习技巧。

指令

开始，坐在舒适的椅子上，双脚平放在地板上，双手呈自然休息状，置于椅子的扶手或你的大腿上。闭上眼，通过鼻子做一个缓慢的深吸气，吸气的时候感觉你的肚子像一个气球膨胀，屏住气5秒钟：1、2、3、4、5。然后通过嘴慢慢呼出，感觉你的肚子像跑气的气球瘪下去。再一次，通过鼻子做一个缓慢的深吸气，感觉你胃部的膨胀，屏住气5秒钟：1、2、3、4、5。然后通过嘴慢慢呼气。再来一次，通过鼻子做一个缓慢的深吸气，感觉你胃部的膨胀，屏住气5秒钟：1、2、3、4、5。然后通过嘴慢慢呼气。现在，开始做缓慢的深呼吸，不要屏气，在余下的练习中继续平稳地呼吸。

现在，你的眼睛依然闭着，想象一束白色的光从天空射下，像明亮的镭射灯，落在你的头顶，体会它带给你的温暖而慰藉的感觉。这束光也许来自上帝，也许来自宇宙或任何让你感觉舒服的力量。继续平稳地做着缓慢的深呼吸，去体会光亮持续照耀你的头顶所带给你的越来越放松的感觉。现在，慢慢地，这束温暖的白光开始扩散，像温柔的泉水，漫过你的头顶，在这个过程中，它开始放松你头顶的肌肉紧张。慢慢地，光亮开始滑下你的身体，移过你的额头，那里所有的肌肉紧张都解除了。然后，这道白光继续掠过你的耳朵、后脑勺、眼睛、鼻子、嘴巴、下巴，释放这些地方的紧张。感受你额头怡人的温暖。现在，想象这束光慢慢地移向你的脖子，越过你的双肩，释放那儿的肌肉紧张。然后，光来慢慢跨过你的双臂、前胸和后背，感觉你背部和腰部的肌肉舒展了。当光移过你胸膛和胃部的时候，去体会那种宜人的感觉。光亮移向你的前臂，扩散向手掌直达指尖。现在注意光亮扫过你的髋部和臀部，感觉那儿的紧张缓解。再一次，感受这束光像潺潺流水淌过你的大小腿直到弥漫你的双脚。当白光让你身体感到温暖和放松时，感觉紧张从肌肉悄然离去。

继续做缓慢的深呼吸，感受平和与安详。体察你吸气时胃部的扩张和呼气时的收缩。现在，继续呼吸，吸气的时候，静静地想着"吸进"，呼气的时候默念你的暗示词（如果你的暗示词不是"放松"，就用下面指令中的词汇）。慢慢吸气的时候想着"吸进"，慢慢呼气的时候想着"放松"。同时，感觉你的全身放松。当你精神集中到你的暗示词时，感觉身体肌肉紧张的释放。再一次，吸气并想"吸进"，呼气并想"放松"，注意你全身肌肉紧张的释放。再来一次，吸气……"吸进"，呼气，……"放松"，感觉全身的解放。

持续几分钟，用你自己的节奏呼吸并默念这些词。随着每一次呼吸，感受全身的放松，当你有点开小差的时候，把自己拉回到"吸进"和"放松"的默念。

每天练习暗示控制放松法两次，记录下放松所需的时间。每天坚持练习，这个方法能帮你越来越快地放松。同样，记住这个方法的终极目的仅仅是训练你在默念像"放松"这样的暗示词的时候，全身放松。只有定时练习，才有收获。开始，你也许只有借助对白光的想象和缓慢的深呼吸来帮助你放松，但是，随着不断练习，这个方法能帮你在各种痛苦的情况下放松。你也可以把这个练习和之前安全地方的形象化结合起来，它首先会让你在形象化的过程中感到更安全、更平静。

重识你的价值

"价值"这个词可以理解为你的伦理、原则、理想、标准或道德。这些词在字面上是指一些提升你人生境界的思想、概念和行动。铭记你的人生价值观是帮助你克服环境压力的强大力量。当你发现自己在同样的情况下或对同样的人一次次地失望，这种铭记也特别有用。有时，我们忘记为什么要去做一件困难的事，这让我们难以继续。也许，你搞不懂为什么不舍得丢弃一份讨厌的工作；也许，你不记得去上学的目的；或者，你不明白为什么要保持一份不尽如人意的人际关系。在这样的情况下，记住你的价值观能帮你克服苦难，创建更完美的人生。用下面的练习来探究你的人生价值观。

练习：人生价值问卷调查

第一个练习要求你用人生价值调查问卷（Wilson, 2002; Wilson & Murrell, 2004）来了解人生的十个部分在你心中的价值。在你阅读每个部分时，问问自己它们在你的人生中占据几何——不管你在这些方面投注了多少时间和精力。例如，也许你很看重"自我照顾"，可事实上你在这方面没花多少时间。用0到10来给每个部分的重要性排个名，0代表一点不重要，10代表极为重要。根据你的真实想法，而不是你认为该怎么排。尽可能使排名反映实情。然后，你可以用你对下面练习中的人生价值问卷调查的回答来探知你的价值观。

练习：决心采取具体行动

第二个练习将通过规划你的目标和基于你价值观决心采取的行动来帮你创造完整的人生(Olerud & Wilson, 2002)。也许你已为你看重的人生的某些部分投注了很多的时间，也许没有。不管怎样，这个练习都将帮助你思考在你的价值观基础上使你的人生感觉更完满的方法。

首先，使用"人生价值调查问卷"（表2.1），给出你排名5到10的人生的部分，从比较重要到极为重要。然后在问卷调查后面的行动记录单（表2.2）上填上这些部分的名称。（如果你需要更多的空间，可以将行动记录单复印几份。）

表2.1 人生价值调查问卷（Wilson，2002）

人生的组成部分	一点不重要	比较重要	极为重要
家庭（不包括恋爱关系和父母情）	0 1 2 3 4 5 6 7 8 9 10		
恋爱（婚姻、终身伴侣、约会等）	0 1 2 3 4 5 6 7 8 9 10		
父母情	0 1 2 3 4 5 6 7 8 9 10		
朋友和社交生活	0 1 2 3 4 5 6 7 8 9 10		
工作	0 1 2 3 4 5 6 7 8 9 10		
教育和培训	0 1 2 3 4 5 6 7 8 9 10		
娱乐休闲	0 1 2 3 4 5 6 7 8 9 10		
精神和宗教	0 1 2 3 4 5 6 7 8 9 10		
公民和社区生活	0 1 2 3 4 5 6 7 8 9 10		
自我照顾（锻炼、饮食、休养等）	0 1 2 3 4 5 6 7 8 9 10		

接下来，给你看重的部分赋予一个让你的人生更完满的目标。例如，如果你重视教育，也许你的目标是"回到学校"。如果你把爱情看得很重，也许你的目标是"花更多的时间陪伴我的配偶或情人"。

最后，写出几个为了达到目标你立志要采取的行动，同时注明你何时开始兑现你的承诺。例如，你的目的是回到学校，你列出的行动可能包括"下周弄一份课程分类表"和"在接下来的三周内报名参加一门课程"。如果你的目的是花更多的时间陪伴你的配偶，你决心要做的事可能包括"下个月绝不加班"和"在接下来的两周内少和朋友玩"。

同样，这些练习的目的是用对你重要的活动来填充你的人生。创造一个你认为有价值的人生会帮助你应对痛苦和不顺心的环境。当你做着不喜欢的事情时，拥有一个充实的人生能给你奋斗的目标，也能在艰难时刻给予你力量。

表2.2 具体行动工作记录

（摘自 Olerud & Wilson, 2002）

1. 我认为有价值的人生部分是＿＿＿＿＿＿＿＿＿＿＿＿＿＿＿＿＿

   我对这部分的目标是＿＿＿＿＿＿＿＿＿＿＿＿＿＿＿＿＿＿＿＿＿

   我愿意采取的行动包括（写明你何时开始这些行动）：

   - ＿＿＿＿＿＿＿＿＿＿＿＿＿＿＿＿＿＿＿＿＿＿＿＿＿＿＿＿

   - ＿＿＿＿＿＿＿＿＿＿＿＿＿＿＿＿＿＿＿＿＿＿＿＿＿＿＿＿

   - ＿＿＿＿＿＿＿＿＿＿＿＿＿＿＿＿＿＿＿＿＿＿＿＿＿＿＿＿

2. 我认为有价值的人生部分是

   我对这部分的目标是

   我愿意采取的行动包括（写明你何时开始这些行动）：

   - ＿＿＿＿＿＿＿＿＿＿＿＿＿＿＿＿＿＿＿＿＿＿＿＿＿＿＿＿

   - ＿＿＿＿＿＿＿＿＿＿＿＿＿＿＿＿＿＿＿＿＿＿＿＿＿＿＿＿

   - ＿＿＿＿＿＿＿＿＿＿＿＿＿＿＿＿＿＿＿＿＿＿＿＿＿＿＿＿

3. 我认为有价值的人生部分是＿＿＿＿＿＿＿＿＿＿＿＿＿＿＿＿＿

   我对这部分的目标是＿＿＿＿＿＿＿＿＿＿＿＿＿＿＿＿＿＿＿＿＿

   我愿意采取的行动包括（写明你何时开始这些行动）：

   - ＿＿＿＿＿＿＿＿＿＿＿＿＿＿＿＿＿＿＿＿＿＿＿＿＿＿＿＿

   - ＿＿＿＿＿＿＿＿＿＿＿＿＿＿＿＿＿＿＿＿＿＿＿＿＿＿＿＿

   - ＿＿＿＿＿＿＿＿＿＿＿＿＿＿＿＿＿＿＿＿＿＿＿＿＿＿＿＿

认识你的超然力量……让你感到更有力

无论你相信上帝、众神、神圣的宇宙还是每个人都心存的善念，相信一山更比一山高常会让你感到强大、安全和平静，这就是人们在谈论信仰"超然力量"和看到人生的"宏伟蓝图"时所表述的意思。相信神圣的、崇高的、非凡的事物会帮你忍受痛苦和自我抚慰。

在人生的某些时刻，我们都会感到绝望或无助。我们都经历过感觉孤独需要力量的不幸境遇。有时，意想不到的情况会伤害我们或我们深爱的人。这种情况常常包括成为受害者，遭遇事故，至亲的离去或者被诊断出重病。在这样的境遇中对非凡力量的信仰常能帮助你树立更大的人生目标。记住，你的信念并不一定要和上帝连在一起，如果你无此信仰。有些人仅仅信任他们所爱之人的善良。然而，像这样的根本信念常常足够强大到帮助人们找到通往幸福健康人生的力量和安慰。

当你准备探索你的灵魂，记住你的精神信仰可能随着时间而改变。有时，一个人会在一种已毫无意义、鲜有裨益的精神传统中长大。然而，他（她）有时会不顾事实，继续遵循这个传统，因为他或她相信"这是该做的事"。但事实上，如果你的精神传统不再给你安宁和力量，那么，如果有必要的话，重新审视你的信仰和改变传统就是合理的。

获取你的超然力量

使用下面的问题，帮助你认识自己的信仰以及如何强化和运用你的信仰的一些方式。

- 给予你力量和安慰的超然力量或宏伟蓝图的信仰是什么？

  _____

  _____

- 这些信仰为什么对你重要？

  _____

  _____

- 这些信仰在你心中是什么感觉？

  _____

  _____

- 基于你的信仰，你怎么看待他人？

  _____

  _____

- 这些信仰赋予你什么样的人生观？

  _____

  _____

- 你怎样通过日常生活来表现你的信仰？例如，你会去教堂，或寺庙吗？你祈祷吗？你会给他人宣讲你的信仰吗？你会阅读与你信仰有关的书吗？你会帮助他人吗？

_____

_____

- 为了强化你的信仰，你还愿意做些什么别的事情？

_____

_____

- 在通常情况下，你会用什么方式来提醒自己记住信仰？

_____

_____

- 下一次你感到痛苦时，你能说或做些什么来提醒自己记住信仰？

_____

_____

练习：超然力量活动

这里还有一些帮你与超然力量、宇宙和宏伟蓝图更接近的活动，在你愿意尝试的内容前打钩：

_____如果你笃信某种宗教信仰的教诲，那就寻找与其相关的能让你更觉强大和平静的活动。去你所属的教堂或寺庙做祷告，和主持祷告的男人或女人交谈，和其他教友交流他们克服困难的经验，参加你所在教区的小组讨论，阅读对你的信仰很重要的书籍，找到给你力量的段落，标识出来或者复印一份放在你的钱包里，以便随处阅读。

_____记住，你的超然力量并不一定是上帝。它可能是某个让你更强大，在应对挑战时更自信的人。想想某个你崇拜并可能成为你超然力量的人，描绘一下他，他有什么特殊之处。于是，下次你再处于困境中时，把自己想象成他，留意一下你处理问题的方式有什么不同。

_____仰望星空。你正看见的星光有几百万年的历史了，它来自几十亿英里之遥的星星。实际上，每次你看着星星，就等于穿越时间机器，看见几十亿年前的宇宙。神奇的是，你看见的许多星星已经陨落，可它们的光芒却刚刚到达地球，映入你的眼帘。仰望星星，去发现创造它的力量也创造了我们，无论它是上帝还是宇宙的巨变。你和星星连在了一起，想象你正融入宇宙。坐在一把舒适的椅子上，闭上眼，想象一束白光从宇宙射下来，像镭射灯光，它照耀着你的头顶，让你充满宁静的感觉。现在，想象这道白光洒遍你的全身，放松你每一处肌肉。现在，想象你的双腿像树根一样延伸穿过地板，一路直达地心。想象树根正接近驱动着这颗行星的能量。当你的双腿吸收着地球输送的宝贵能量，感觉浑身充满自信。

_____想想我们的星球。水是地球上维持生命最重要的物质。如果我们离太阳再近一点，全部的水都将因为温度太高而蒸发，但如果离得再远一点，所有的水都将因为温度太低而结冰。巧的是，我们幸运地形成于一个刚好适合生命生长的位置，即便你不相信宗教式的目的论，问问自己，住在一个拥有宜人气候和生命存在要素的星球上有什么含义。这一切是怎样发生的，对你的生命有何意义？

_____去海滩。数数满满一把沙子有多少颗，试着想象一下，世上的沙子用手抓能有多少把，包括所有的沙滩和沙漠。想象一下要经过几个十亿年才形成这么多的沙子。同样，去发现构成沙子的化学元素也存在于你的身体。站在沙子里，去感觉和这颗星球的联系。

_____去公园或农田，观察树木、青草和动物。同样，去理解创造这一切的也创造了我们。记住，所有的生物都由相同的化学元素组成，从亚原子的层面讲，人和其他生命形式没有多大差别，当然，人也有不一样的特殊之处，这些较之于其他生命的独特之处在哪呢？

_____想想人的身体，特别是你自己的。人类的身体比艺术品神奇，比所有的电脑都要复杂。你的大多数方面都由DNA（脱氧核糖核酸）来决定，它是存在于你身体的每一个细胞内的指令。不可思议的是，创造你身体各个部分的每一套指令都是由四种化学元素以不同的组合形式构成，这些不同的组合叫做基因。它们是你从父母那遗传来的指令，决定你的方方面面，从眼睛的颜色到心脏的结构。神奇的是，塑造一个人只需要3万~4万个基因。想象一下，写下几个指令就能创造一个会思考，会呼吸，会吃饭，会运动以及做其他所有事情的人。另外，这些指令还负责创造大约1 000亿个大脑神经元，60 000英里布满全身的血管，600块骨骼肌，206块骨头，32颗牙齿和11品脱的血液。

停下歇歇

休息不只是小孩的专利。为了恢复体力、脑力和精神，我们都需要放松。但很多人不懂得安排自己的休息，因为他们觉得这样会让别人失望，像他们的老板、配偶、家人或朋友。很多人疲于应付以取悦他人，结果他们忽略了自我照顾。但不关心自己的人生活会失去平衡。很多人忘记自己的需要，因为他们感觉为自己做事有惭愧感，显得自私。但只考虑别人不顾自己又能维持多久？试想在炎热夏日托着一罐凉水站在街角的一位妇女，她为每位经过的行人提供饮水。当然，人人都感谢她，但如果她渴了想喝水怎么办？帮了别人一天之后，她忘了自己，罐子空了。你多少时候会感觉像这位妇女？多少时候会因为照顾别人而无暇顾及自己？帮助别人是好事，只要不牺牲自己的健康。你需要照顾自己，那不是自私。

练习：停下歇歇

这里有些你可借鉴来让自己休息一下的简单想法，在你愿意尝试的内容前打钩。

_____像对待别人那样来对待自己，为自己做一件早该做的温馨的事。

_____花时间照顾自己，哪怕一周只有几个小时，比如散散步或为自己做一顿喜爱的饭菜。

_____如果你够大胆，逃半天的班，去个漂亮的地方，比如公园、海边、湖边、山地、博物馆，甚至像购物中心这样的地方。

_____花时间为自己的生活做点事，比如购物，做一些杂事，看医生，等等。

_____其他想法：_____

活在眼下

做事时神游无可厚非，我们偶尔这样，但有的人却很频繁。这些人每天花很大一部分时间去想昨天已做完的事、过去做错的事以及明天才需要做的事。结果，他们要么活在过去，要么活在将来，他们很少注意眼前发生的事。于是，他们错过了活在眼下——唯一能存放真实生活的时间。例如，你在读这段文字时留意正发生什么事情。你在想其他的事吗？你在想过去发生的事或将来可能发生的事吗？此刻身体感觉怎样？留意一下。你有发现某处很紧张或疼痛吗？呼吸怎样？你在做完整的深呼吸或是很浅的呼吸？

常常，我们不太注意正在发生的事情，我们不太注意别人的讲话和正在阅读的东西。我们甚至不太注意走路时谁在我们周围。更大的问题是，我们常常一心几用，比如一边开车，一边吃东西、打电话。结果，我们错过了很多生活的赠与，使一个顺当的境遇变得艰难。

更糟的是，拒绝活在眼下还使生活变得很痛苦。例如，你可能猜想正和你交谈的人会说出一些令你恼怒的侮辱字眼——即便此人什么都还没说！再如，你也许正想着过去某件让你身心俱疲的事，于是干扰了你正在做的事。很明显，两种神游都可导致本可避免的痛苦。

在关于冥想技巧的第3章至第5章，你将学会帮你活在当下的高级技巧。但现在，试试下面的练习，学会活在当下及巧妙地应对痛苦。

练习："你在何处？"

下次你处于困境时，用下面的问题问自己：

- 现在我在何处？
- 我是否太超前，正为可能发生的事忧虑并计划着？
- 我是否还停在过去，回想犯过的错，重温糟糕的经历，或想着如果当时的情况不同，我的生活会不会是另一个样子？
- 我活在现实中吗，真正留意我在做的、想的、感受的事吗？

如果你没有活在当下，用下面的做法将注意力拉回到正在发生的事：

- 如果你正在神游，注意你正想着和发现了什么？将关注点拉回到眼前。
- 留意你呼吸的状态，做缓慢的深呼吸帮你重回现实。
- 留心你身体的感觉，观察任何一处紧张和疼痛，认清你的思想会怎样影响你的感觉，利用暗示控制放松法来缓解你的紧张。
- 留意因为神游引起的痛苦情绪，用某种痛苦承受方法来帮你消除眼前的痛苦。

练习：倾听现在

另一个将你注意力拉回到当前的练习是倾听现实，需要花5分钟。

指令

坐在舒适的椅子上，避免所有的干扰，如电话、收音机和电视。用鼻子做一个缓慢的深吸气，用嘴呼出，每一次吸气，感受你的胃像气球膨胀，呼气时，感觉它瘪下去。现在你继续呼吸，注意听你屋外、屋内和你身体内能听见的任何声音，数数你听见了多少。当你被干扰，将注意力拉回到倾听上。也许你听见外面的小汽车、人或者飞机、屋内钟的嘀嗒声和风扇的呼呼声，或者也许听见了自己的心跳。主动而仔细地听你的周围，尽力数数你听见的声音。练习5分钟，留意之后什么感觉。

各种倾听练习能帮你在和他人交谈时注意眼前的事。如果你发现自己开小差，在想些以前和未来的事，就把你的注意力集中到对方的穿着，比如他衬衫上的纽扣、他戴的帽子、他的衣领，留意这些部分的颜色和样式，有时这样做可以打断你的神游。现在继续倾听，如果走神，用同样的做法保持倾听。

练习：正念呼吸

另一个帮你集中注意力于眼前的练习是呼吸。它听起来很简单，但我们确实常常不会正确地呼吸。想想：谁教过你呼吸？我们每分钟呼吸大约15次，每天大约22 000次！每个人都知道我们呼吸是为了氧气，但它在我们吸进的空气中占多大的比重呢——100%？75%？正确答案是21%。如果你的身体缺氧，会使你的生物平衡系统紊乱。就凭这一个原因，说明做缓慢而充分的呼吸很重要。但另一个充分呼吸的好处是这个简单动作帮你放松和集中精神。许多传统的心理调节都把缓慢呼吸技术和被引导的静思连接起来，帮助人们集中精神和放松。

这里是很多人都觉得有效的一个呼吸练习，它叫做膈式呼吸，因为它起动肺腔底部的膈肌，调动膈肌能帮你做更充分，更深沉的呼吸来放松。

在做练习前，阅读下面的指令，熟悉这种体验。如果你更喜欢听指令，就用录音设备录下指令。声音要缓慢、平稳，然后一边听，一边练。调好一个厨房计时器或闹钟，练习5分钟的呼吸，直到闹钟响。当你习惯了用这种技巧放松，可以把闹钟时间设得更长一点，比如10或15分钟。但第一次你坐不了那么久，你能静坐和呼吸5分钟就够长了。

运用这种新的呼吸方式，很多人感觉和自己的呼吸合二为一，这说明他们融入了体验当中。如果你也这样，那么太棒了。如果没有，也不要紧。坚持练习，也有人在开始时觉得有点头晕，这可能是因为呼吸太快，太深或太慢。不要紧张，如果需要，头晕时停一会儿，或者调整你的呼吸至正常的节奏，并数着自己的呼吸。

指令

首先，在房间里找个舒服的地方坐下，确保在你设置的时间内不会被干扰。关掉一切干扰声音的来源。做几个缓慢的深呼吸放松，一只手放在胃部，现在用鼻子慢慢吸气，用嘴慢慢呼气，感受你胃部随着呼吸的起伏，想象你的肚子随着吸气像气球充气，呼气时又瘪了下去。感觉吸进的气流通过鼻孔，呼气时通过嘴唇。当你呼吸时，留意身体的感觉，体会你的肺被空气充盈，感觉你站立之处承受的体重，随着每一次呼吸，感觉你身体不断地放松。

现在，你继续呼吸，开始数着你每一次的呼气，可以默数，也可念出声。每数四下为一轮。一开始，用鼻子慢慢吸气，嘴呼气，数"1"；再一次，鼻子慢慢吸气，嘴慢慢呼气，数"2"；重复，鼻子慢慢吸气，嘴慢慢呼气，数"3"；最后一次，鼻子吸气，嘴巴呼气，数"4"，然后，又从"1"开始。

当你开始走神，发现自己在想其他事，把自己拉回到数呼吸。不要因被干扰而自责，保持缓慢呼吸进出肚子。想象肚子像气球一样充满空气，感觉它随着每一次呼吸的起落，继续数数，每次呼气，感觉你的身体越来越放松。

坚持呼吸直到闹钟响，然后慢慢把意识转到房间内。

运用自我激励的应对思想

生活中我们常会遇到困难，这时，我们需要听到鼓励的话语来让自己振作，帮助我们渡过正在经历的难关。但有时需要我们独自面对，你得给自己加油，保持坚强。这个，可以通过自我鼓励应对思想来达成。它能提醒你过去战胜困难的坚强，也能让你想起获取力量的鼓励，这些思想在你第一次感到焦虑、紧张、生气或沮丧时特别有用。如果你能早点认清困难，你使用这类思想来抚慰自己的效果更好。甚至在你生活中的常规状态下，你也可期待这些应对思想能有帮助。

应对思想一览表

下面是一系列很多人觉得有用的应对思想 (McKay, Davis, & Fanning, 1997)，在你认为有用的项目前打钩并补充你自己的想法。

_____ "这个状况不会永远持续。"

_____ "我曾历经许多困苦，都挺过来了。"

_____ "这次也不例外。"

_____ "我此时的感觉很糟，但我能接受。"

_____ "我也许焦虑，但还能积极应对。"

_____ "我足够坚强去处理眼前发生的事。"

_____ "这是一个学会战胜恐惧的机会。"

_____ "我能走出困境，不能让它将我打倒。"

_____ "我有充足的时间来缓和心情并放松。"

_____ "我以前克服过类似的困难，这次也一定成。"

_____ "我的焦急/恐惧/悲伤难不倒我，此刻感觉不太好而已。"

_____ "此时我有这样的感觉，但它们终将消失。"

_____ "有时感觉伤心/焦急/害怕也没什么。"

_____ "我的想法不能左右我的生活，我能。"

_____ "如果我愿意，我能改变思想。"

_____ "我此刻并不危险。"

_____ "没什么大不了。"

_____ "情况是很糟，但只是暂时的。"

_____ "我很坚强，我能应付。"

_____ 其他想法：_____

这种应对思想能给你力量和动力来经受考验，克服困境。现在你已了解了它们，可以立即运用。在卡片或贴纸上写下你最喜欢的五种应对思想，放在你的钱包里。你也可以把它放在显眼的位置，以便天天可以看见，比如冰箱或镜子上。你越经常看到你的应对思想，它们就越快会成为你自动思维过程的一部分。

用后面的应对思想工作记录表（表2.3b）记下你使用应对思想给自己力量来克服困难。把它多复印几份，随身携带一张以便事情发生时随时记下，这样做可能使你觉得尴尬和不便，但能提醒你更多地运用自我激励应对思想。阅读下面的样表（表2.3a），启发你找到对你有用的应对思想。

表2.3a 样表：运用应对思想

痛苦的状况	新的应对思想
1. 我的老板对我大吼大叫	这份工作很烂，但只是暂时的
2. 电视上的天气预报说强烈的暴风雨将至，可能引起轻度洪涝	我能坚持做深呼吸，提醒自己这一切会过去，我能面对
3. 我在朋友来访之前做不完花园里的活儿，但我确实想让他们欣赏我美丽的后院	这让人遗憾，但我能解决。我可以谈谈后院的整治计划
4. 我妹妹说我自私，因为我没有早点下班带她去购物	她活在自己烦恼的世界里，那就是她面对遗憾的态度
5. 看了一部悲剧电影，很伤心	那只是暂时的情绪，会消失的，我能用技巧去解决
6. 我听见警车从街上呼啸而过，很紧张	我此刻远离危险，待在我的家里，平安而舒适
7. 商店营业员找错了钱，我不得不返回找他补上	我能处理好，我可以说明来意，即使要不回来，我也能正确对待遗憾
8. 我的女儿要离家上大学了，我会很想念她	我的伤心没什么大不了，只是一时的难过
9. 我无所事事的时候心里发慌	我有足够的时间释放心情并放松
10. 我真的讨厌坐飞机，但我需要去看望在塔尔萨的祖母	这是一个学会战胜胆怯的机会，我可以用到呼吸和形象化技巧

表 2.3b 应对思想工作记录

痛苦的状况	新的应对思想
1.	
2.	
3.	
4.	
5.	
6.	
7.	
8.	
9.	
10.	

全盘接受

"辩证"这个词是指把两个看起来很不一样甚至矛盾的事物平衡并加以比较。在辩证行为疗法中，平衡是指改变与接受（Linehan, 1993a）。你需要改变在生活中给你和他人带来麻烦的行为，但同时接受真实的自己。这听起来有些矛盾，但这正是这种治疗的关键。辩证行为疗法的基础是接受并改变，而并不是接受或改变。本书的大部分内容集中在你可用于改变生活的技巧，但这部分主要讨论怎样接受你的生活。实际上，是彻底地接受。

全盘接受是这章最难掌握的技巧之一。因为它要求你从不同的角度来审视你自己和这个世界，然而，它又是辩证行为疗法的最重要的技巧之一（Linehan, 1993a），（你将在关于提高冥想技巧的第3章到第5章中进一步拓展它）。全盘接受意味着你不带评判地完全接受某样事物。例如，彻底接受现实指的是你不与它对抗，不因它而发火，不去试图改变它的本来面目。全盘接受还意味着，你必须承认现实是过去一连串的事情以及你和其他人所作决定的结果。如果没有已经发生的事情的促成，现实不会自动地形成。试想你人生的每一个时刻就像多米诺骨牌连在一起，环环相扣。

但记住，全盘接受并不意味着你让步以至于完全被动接受每一件不好的事情。生活有时不公，比如你遭到别人的侮辱和攻击。但在另一些情况下，你自己也有一定的责任，在你和他人的责任间有个平衡问题。然而，很多挣扎于压迫性情绪中的人觉得生活对他们只是"发生"了而已，却没意识到他们自己在导致眼前这种情况中应负的责任。结果，他们的第一反应是发火。事实上，有位女士曾说怒气是"不负责任的情绪"，意思是说，她由着自己的性子来时，就会发火。她极端的敌意结果伤害了自己 —— 酗酒、自残、不停地自责 —— 因为和她爱的人不停争吵最后也伤害了他们。

相反，全盘接受现实为你开启了一扇门，你通过它可以认识到你在促成现状中所扮演的角色，其结果，它也给了你一个机会，用对自己和他人都无害的新方法来回应现实。从许多方面讲，全盘接受就像平静的祈祷，内容是："请赐予我平静的心来接受无法改变的事实，请赐予我勇气去改变能改变的一切，请赐予我智慧去明辨是非。"在下面的练习中，你会读到一些问题，如果你想运用全盘接受方法，可以拿它们自问。但首先让我们来看一个全盘接受法怎样帮人于痛苦之中的例子。

实例：运用全盘接受方法

克莉斯汀和她的男友约翰关系出了点问题。约翰闲时经常和朋友泡在酒吧里喝酒，这让克莉斯汀都快疯了，扬言要和他分手。然后，她做出了一些破坏行为来"激怒他"，这样的事情经常发生，持续了五年。某个晚上，克莉斯汀怒气冲冲地下班回家，约翰不在，她突然对他们的关系绝望了。于是，她给在酒吧里的约翰打了个电话，告诉他，她要自杀，因为再也无法忍受他的行为。约翰飞奔回家，看到克莉斯汀正在吞食一大把的药丸，他让她吐了出来，并要她发誓再不干这种蠢事。她发了誓，然后约翰就离开了，还带走了克莉斯汀的小车钥匙，以防她乱跑。这下克莉斯汀更火了，打电话报了警，说她的钥匙被盗。然后，她走到那个酒吧，看见约翰的车，拿起砖头将他的挡风玻璃砸烂，正想砸另一扇窗户的时候，警察阻止了她，将其逮捕。不用说，在这件事中，克莉斯汀和约翰都完全没想到运用彻底接受的方法，两个人互相生气，为了表现愤怒，两人都用伤害自己和对方来解决问题。

如果运用全盘接受法，事情又有什么不一样的结果呢？让我们从克莉斯汀的角度来想，如果不是威胁说要自杀，也许她会用上一章你学到的痛苦承受方法。记住，在处理痛苦时，你可用的策略有分散注意力、放松和应对。也许，克莉斯汀应该埋进枕头大叫，然后出门去散步；也许她该打电话给朋友谈谈心，然后，等冷静下来；也许她该用下面的问题问自己，用彻底接受的方法来重新审视目前的状况。

- 是什么事情导致克莉斯汀的现状？她和约翰这样的行为和争吵已经好多年了，今晚的事并不新鲜，但她带着工作上的怒气回家，又因为约翰不在家而更生气。

- 形成现在的局面，克莉斯汀该负什么责任？她不是用一种健康的方式来控制怒气和懊恼，而是将其发泄到自己和约翰身上。另外，克莉斯汀过去曾有过很多理由和机会结束这种关系，如果她愿意的话，但她依然留在这段伤人的感情中。

- 对这样的结果，约翰又该负什么责任？约翰的酒瘾在五年里一直影响他们的关系。今晚，他没有花时间就克莉斯汀的自杀行为进行沟通，相反，他选择回到酒吧，这无疑是火上浇油。

- 目前的情况，什么是克莉斯汀可以把握的？如果她愿意，可以结束这份关系，或者她可以用另外的方法来处理窘境。

- 目前的情况，什么是克莉斯汀无法把握的？这件事最终要靠约翰想办法摆脱酒瘾。克莉斯汀没法让他戒酒，她也无法控制在目前的情形下约翰对她的态度。
- 克莉斯汀对目前状况的反应是什么？她想自杀，然后砸碎了约翰的挡风玻璃。
- 她的反应怎样影响了她自己的思想和情绪？她的行为使她对自己和二人关系感觉更糟，她反复在想，为什么自己还不放弃这段伤人的感情。
- 她的反应怎样影响了其他人的思想和情绪？克莉斯汀和约翰被捕了，他们的感觉比以前对自己和两人关系所做的事情还要糟。
- 克莉斯汀应该怎么改变对现状的处理方式，以减少她和约翰的痛苦？她本应该用其他的痛苦承受方法来解决烦恼和怒气，也应该使用全盘接受法重新审度目前的状况，便可以作出不同的反应。也许她甚至应该选择在当晚和约翰分手，哪怕是暂时的，两人也不会那么痛苦。
- 如果克莉斯汀决定彻底接受现状，事情会有什么不同的结果？如果那晚她用了某些痛苦承受方法也许她会等到第二天清晨再给约翰解释，她在工作中遇到多烦心的事，而约翰的酗酒又多么让她失望。或者如果她选择分手，她就有了寻求更健康的恋爱关系的空间，至少避免了这种恶劣关系的再度伤害。

练习：全盘接受

现在，你来回答同样的问题。想一个你最近经历的痛苦事件，然后，回答这些问题，帮助你用新方法来彻底接受这件事：

- 在这个痛苦的事件中发生了什么？

  _____

- 过去发生的什么事情导致了这个局面？

  _____

- 在这个事情中你负有什么责任？

  _____

- 在这个事情中其他人负有什么责任？

  _____

- 在这个局势中，你能把握的是什么？

  _____

- 在这个局势中，你不能把握的是什么？

  _____

- 你对该情况的反应是什么？

  _____

- 你的反应对你的思想情绪有什么影响？

  _____

- 你的反应对他人的思想情绪有什么影响？

  _____

- 你应该作出怎样不同的反应，让自己和他人都不那么难受？

  _____

- 如果你决定彻底接受现实，事情会朝怎样不同的方向发展？

  _____

重要的是记住全盘接受也同样适用于接受你自己。在这种情况下，彻底接受指的是抛开自我评判和指责，去拥抱真实的自我，换句话说，彻底接受你自己就是爱那个本来样子的你，包括一切优点和缺点。发现自己内在的优点也许是个不小的挑战，特别当你挣扎在压迫性情绪中的时候。许多有这类问题的人常觉得自己有缺陷，很糟糕，不讨人喜欢，结果，他们忽略了自己好的品质，给生活徒增烦恼，这就是为什么全盘接受你自己特别重要。

自我肯定陈述

很多人发现用自我肯定的陈述来建立更良性的自我形象很有效。这种陈述的目的是让你发现自己的优点，给遭遇困境的你以力量和恢复能力。这类陈述会提醒你，有时在压迫性情绪的后面，是一个能用更健康的方式面对痛苦并充满关爱之心的人。

实例：自我肯定陈述

这里是一些自我肯定陈述的例子。在你愿意尝试的内容前打钩，自己再补充一些：

_____ "我或许有缺点，但依然是一个好人。"

_____ "我关心自己和他人。"

_____ "我接受我本来的样子。"

_____ "我爱自己。"

_____ "我是个好人，不是错误的存在。"

_____ "我不错，没有人是完美的。"

_____ "我接纳我的优点和缺点。"

_____ "今天我对自己的言行负责。"

_____ "我每天都有进步。"

_____ "我对世界的体验敏感而独特。"

_____ "我的情绪敏感而丰富。"

_____ "我每天都付出全部的努力。"

_____ "我是个好人，虽然有时我忘了这一点。"

_____ "虽然我过去曾遭遇不幸，但我仍然是好人。"

_____ "虽然我过去犯过错，但我仍然是好人。"

_____ "天生我材必有用。"

_____ "我有人生目标，虽然有时迷茫。"

_____ "我彻底接受自己。"

其他想法：_____

有些人发现，将自我肯定的陈述写在索引卡上然后贴满整个屋子很有用。有位女士将她的陈述用可擦去的标识笔写在浴室镜子上，这样，早晨起床第一眼就看得见。而一位男士则将其写在贴纸上，工作时，将它贴在电脑上。你可以用任何有效的方法来让自己记住自我肯定陈述，你越经常看到它，越能改变对自己的看法。

制订新的应对策略

现在，你熟悉了所有的痛苦承受技巧，可以为你的将来制订新的应对策略，最简单的方法就是审视你过去某些痛苦经历，认清你是怎么应对的。常常，有压迫性情绪的人反复遭遇同样的痛苦，所以，从某些角度讲，这种情况是可以预料的。在这个练习中，你要找出过去这样的情况有哪些，你怎么应对的，又带来什么恶果，那么，你就可以认清，在将来遇到类似情况时可以采取什么新的应对策略以及由此带来的好的结果。

但你也会发现，这儿给了你两份不同的新的应对策略工作记录表（表2.4、表2.5），这是因为你在独自面对困难或有人帮助的情况下会需要不同的应对策略。例如，当你一人独处感到压抑时，用暗示控制放松法或有意识呼吸法来自我抚慰最有效，但如果你周围有人，这些方法就可能引起尴尬或不可能做到，因此就需要你另有所选。

表2.4 为你和某人在一起产生的痛苦制订新的应对策略

痛苦情况	最初的应对策略	恶 果	新的应对策略	更良性的结果
例子：当我和哥哥在一起时，他总是对我指手画脚	我们打架。我暴食暴饮。我抓自己。我想起他过去对我的所有的侮辱	我们两人都很生气。我变胖了。我用刀割自己的脸和手臂。我想到过去就恐惧好几天	停一停，运用我新的应对思想：我很壮，能对付他。用新的方式彻底接受我自己和现状	我们不会那么经常打架。我不会吃那么多。我会感觉更强壮。也许我以后会更好地处理这种情况
1.				
2.				
3.				
4.				

表2.5 为你独自面对痛苦时制订新的应对策略

痛苦情况	最初的应对策略	恶 果	新的应对策略	更良性的结果
例子：有时我独处时会很害怕	我吸毒。我去酒吧喝酒。我自残。我疯狂刷卡消费	我吸毒和酗酒之后觉得恶心。我在酒吧打架。我流血。我花大笔的钱买了一大堆不需要的东西	运用有意识呼吸。运用安全地方的形象化技巧。记住我认为有价值的事物	我不再那么焦虑。我不再自伤。我会有更多的钱。我会更加轻松
1.				
2.				
3.				
4.				

这儿有一个两手准备的例子。卡尔发现他和其他人在一起时准没好事儿，他写道："当我和哥哥在一起时，他总来纠正我做事。"这是一个方便卡尔察觉的情况，因为他可以预料下次又和哥哥在一起时，还会遇到同样的烦恼。接下来，卡尔明白了他是怎样用以前的应对策略解决和哥哥的问题的，他写道："我们打架。我胡吃海塞。我抓自己。我想起他过去对我的所有的侮辱。"然后，卡尔记录下他的行为带来的恶果："我们两人都很生气。我变胖了。我用刀割自己的脸和手臂。我想到过去就恐惧好几天。"显然，卡尔的策略从长远看没什么好处。接着，卡尔找到了下次和哥哥发生同样情况时可采取的新的痛苦承受技巧，在"新的应对策略"下，卡尔写下了这种情况下最恰当的痛苦承受技巧，都是他从上两章选的最有用的，他写道："停一停，运用我新的应对思想：我很壮，能对付他。用新的方式彻底接受我自己和现状。"然后他预测这些新策略会带来什么好一点的结果："我们不会那么经常打架，我不会吃那么多，我会感觉更强壮。也许我以后会更好地处理这种情况。"很明显，运用新的痛苦承受技巧给卡尔能带来更良性的后果。

但这些策略和他在独自面对痛苦时的选择可能不同。所以，卡尔又为这种情况填写了一张练习记录表，他选择的情形是："有时我独处时会很害怕。"这也是一种便于卡尔察觉的情况，因为他可以预料下次又独处时他还会有同样的压迫情绪。以前在这种情况下，卡尔的应对策略是："我吸毒。我去酒吧喝酒。我自残。我疯狂刷卡消费。"这些行为的恶果是："在我吸毒和酗酒之后觉得恶心。我在酒吧打架，我流血。我花了太多的钱买了一大堆不需要的东西。"接下来，为了准备应对以后同样情况的发生，卡尔选择了新的应对策略："运用有意识呼吸，运用安全地方的形象化技巧。记住我认为有价值的事物。"最后，他预测的更良性的结果是："我不再那么焦虑。我不再自伤。我会有更多的钱。我会更加轻松。"同样，很容易看出，卡尔新的痛苦承受技巧比原来的更合理。如果你愿意花时间来预测将来可能遇到的情况，你也一样会从中受益。

在每张工作记录表上，写下四个过去痛苦经历的例子，分析你是怎么应对的。认清你使用的不合理应对策略和由此给你和相关人员带来的后果。然后记录下哪些新的痛苦承受技巧早该用于更理性地解决那些问题。复习第1章和第2章，找到你认为有用的痛苦承受技巧，将其作为填写两张工作记录表中"新的应对策略"一栏的备选内容。最重要的是要具体。如果你写道"运用新的应对思想"，就写出是什么思想。或者如果你写道"停下歇歇"，就写下你将做什么。具体点你以后才不会忘。最后记下，如果你早就使用新的痛苦承受技巧，会有什么更良性的结果。

借鉴给出的例子。如果空白处不够填写，就多复印几张工作记录表。

制订紧急应对计划

值得欣慰的是，你已经在练习第1章和第2章中的新的痛苦承受技巧，也找到哪些最适合你，或者使用上一部分的新的应对策略工作记录表能帮你预测哪些最适合你。现在你要为下一步做好准备，制订一个应对普通痛苦情形的个性化计划，针对你独自面对和与人在一起两种情况。

对于与人在一起的情况，列出四种你认为可能最有效的应对策略。同样，具体点，写出该策略的尽可能多的细节，按照策略的效果由大到小的顺序排列。计划的安排是，先试第一个，看它对你应对痛苦情形有没有帮助；如果没有，就接着试第二个，以此类推。同样，请参考第1章和第2章中你认为有用的痛苦承受技巧，上一部分中你的新的应对策略工作记录表，以及至今你使用过的任何痛苦承受技巧。

当我很沮丧，与他人在一起时的紧急应对计划

首先，我要_____

接着，我要_____

然后，我要_____

最后，我要_____

当我伤心独处时的紧急应对计划

首先，我要_____

接着，我要_____

然后，我要_____

最后，我要_____

当你完成两个计划的制订后，把它们单独复印在卡片上，保存在钱包里。这个做法将时刻提醒你记住新的痛苦承受技巧，就可以丢掉你原来无效的策略。另外，你下次感觉气愤，受伤或沮丧的时候，就用不着临时来考虑对策。你只需拿出卡片，照着它说的做就行了。

结束语

记住，要尽可能多地实践新的痛苦承受技巧。在第一次尝试没到达效果时，不要灰心丧气。学习新技巧是有难度的，常会令人尴尬。但是，人人都可学习这些痛苦承受技巧，它们已帮助了千千万万和你一样的人，祝你好运！

3
掌握正念的基本技巧

正念在可操作层面上的定义是：通过对当前一个接一个展开的体验有目的而不带评判地留意而获得的意识。

——乔·卡巴金(Jon Kabat-Zinn，2003)

什么是正念技巧

正念，也称为冥想，是在包括信奉基督教(Merton, 1960)、犹太教(Pinson, 2004)、佛教(Rahula, 1974)及伊斯兰教(Inayat Khan, 2000)的地区的世界各地传授了几千年的有价值的技巧。从20世纪80年代开始，乔·卡巴金开始用非宗教的正念技巧来帮助医院病人治疗慢性疼痛(Kabat-Zinn, 1982; Kabat-Zinn, Lipworth, & Burney, 1985; Kabat-Zinn, Lipworth, Burney, & Sellers, 1987)。不久前，类似的正念技巧被引入其他形式的心理治疗(Segal, Williams, & Teasdale, 2002)，包括辩证行为疗法(Linehan, 1993a)。研究表明，正念技巧对于以下治疗有用：降低重度抑郁症发作的概率(Teasdale et al., 2000)，减轻焦虑症状(Kabat-Zinn et al., 1992)，减轻慢性疼痛(Kabat-Zinn et al., 1985; Kabat-Zinn et al., 1987)，减少暴食量(Kristeller & Hallett, 1999)，增加痛苦承受能力，提高放松的程度，丰富处理困境的技巧(Baer, 2003)。所有这些发现的结论是，正念技巧是辩证行为疗法(Linehan, 1993a)中最重要的核心技巧之一。

那么究竟什么是正念？上面是一个正念研究专家乔·卡巴金给出的定义。对于本书而言，正念是指意识到当前自己的思想、情绪、生理知觉和行为的能力，其前提是不评判指责自己和自己的体验。

你有听说过"活在当下"或"重在眼前"的说法吗？其实它们都表达了同一个意思：留意你眼前正在发生的事。但这并不容易做到。任何时候，你可能正在思考、感觉、感知以及做着许多不一样的事情。举个例子，想想你此时此刻正在干什么，你也许正坐在某处读这本书，但与此同时，你也正在呼吸，听着周围的声音，体会到书的触感，感觉自己的体重落在椅子上，甚至正想着其他的事。还有可能，你正意识到自己愉悦的、悲伤的、疲累的或者兴奋的身心状态，甚至你也许注意到自己的生理现象，如心跳或者胸膛随着呼吸的起伏。也许你甚至还下意识地做着一些事，比如抖腿、哼歌或用手撑着脑袋。有很多事要你去留意，但此时，你只是在读一本书。想象你在生活中做其他事情时发生了什么，比如和某人谈话的时候或者工作中和人沟通的时候。事实上，没人会一直100%地注意周围的事，但你越学会做个有心人，你对生活的掌控力越强。

但记住，时间不停在跑，你生活的每一秒都不一样。正因为如此，学会留心每一个当前时刻很重要。例如，在你读完这个句子的那一刻，你开始读的那个瞬间过去了，眼前的时刻又不同了。事实上，你这个人都不同了。你体内的细胞在不停地死去和更新。从生理上讲，你人也更新了。同样重要的是，你的思想、感情、知觉和行为在每一种情况下也不完全一样，也有差异。学会留意你生活中每一个时刻体验的变化很重要。

最后，为了充分意识到你眼前的经历，你有必要在不埋怨自己、环境和他人的情况下这样做。在辩证行为疗法中，这叫作全盘接受（Linehan，1993a）。正如第2章中描绘的那样，全盘接受意味着不带评判地容忍某事或者努力改变它。这很重要，因为你在评判眼前的自己、感受和他人的时候，就无法专心于正在发生的事。例如，很多人花大量时间担心过去犯过的错和将来可能犯的错，但当他们这样做的时候，注意力就不在眼前的事，他们的思想飘到别处去了。结果，他们活在痛苦的过去和将来，日子异常艰难。

一句话，正念是指意识到当前自己的思想、情绪、生理知觉和行为的能力，其前提是不评判指责自己和自己的体验。

关于"注意力不集中"的练习

正念是一种需要练习的技巧。大多数人都会被干扰、走神，要不就是在神不守舍或云里雾里中度过大部分的日子。结果，一旦事与愿违，他们就感到失落、焦虑、挫伤。下面是一些我们心不在焉时常见的表现方式，如果符合你的情况，打上钩。

_____ 开车或旅行的时候，你记不住以往的经验或走过的路线。

_____ 与人交谈的时候，你突然意识到你不知道对方在说什么。

_____ 与人交谈的时候，对方的话还没说完，你已在想接下来该说什么了。

_____ 看书时，你突然回过神，发现自己在想别的事，刚才一点没看进。

_____ 走进房间的时候，你突然忘了进来干吗。

_____ 记不住东西放在哪里。

_____ 洗淋浴的时候，本来已计划好洗完干什么，可刚洗完头或其他部位，又忘了。

_____ 做爱的时候，脑子里想着别的事和别的人。

所有这些例子都是无害的。但对于有压迫性情绪的人来说，心不在焉常常会破坏他们的生活。来看看李某的例子，他认为所有同事都恨他。有一天，一个他很欣赏的新雇员在餐厅里向他走来并要求同坐。这位女士努力表现出友好，主动聊天，但李在和她的谈话中却心不在焉，脑子全被自己的思想所占据。

"她也许和其他人一样狂妄自大，"他这样想，"像她这样的人怎么会对我感兴趣？她为什么想和我坐在一起？也许是某人叫她来耍弄我。"从那位女士坐下，要和他交谈那一刻起，李就越想越生气、越怀疑。

那位女士尽力找些轻松的话题，她问李喜不喜欢公司的工作，来了有多久，甚至问他天气的情况，但是李都没听进去。他一直沉浸在自己的脑子里那些自我贬低的想法，一点也没意识到那位女士主动表示友好。

这样的状况持续了5分钟后，那位女士停止了和李的交谈。又过了几分钟，她换到另一个餐桌。看到她的举动，李暗自庆幸。"我早就知道，"他想，"她根本就不是真的对我感兴趣。"因为不正确的判断，李的心不在焉和自我贬低让他失去了获得一个好朋友的机会。

为什么正念技巧很重要

你现在对什么是正念，什么不是有了更深的了解——也许明白这个技巧的重要性很容易。但鉴于此书的目的，让我们把为什么需要学习正念技巧弄得再清楚些。原因有三：

1. 正念技巧会让你在当前的时间里专注于一件事情，这样你能更好地控制和舒缓你的压迫性情绪。

2. 正念技巧能帮你学会识别和区分主观判断和实际体验，这种主观判断常常给你的压迫性情绪火上浇油。

3. 正念技巧能帮你培养一种在辩证行为疗法中被称为"慧心"的重要技能（Linehan, 1993a）。

"慧心"是在你的理性思维和主观情绪的基础上做出对于生活的合理决策的能力。例如，也许你已注意到，在你情绪强烈、失控或极不理智的时候，做出好的决定很难——甚至不可能。同样，当你的思想激烈、不理智或者和你感情相抵触的时候，要做出一个明智的决定也很难。慧心是一个在思想的推理和情感的需求间取得平衡的决策过程，我们将在第4章深入探讨。

关于本章

从这章到下章，你将看到一些练习，帮你更加留意每一刻的经历。这章将向你介绍一些起步性的冥想（正念）练习，帮你更仔细地观察和描绘你的思想和情绪，在辩证行为疗法中它们被称为"什么"技巧（Linehan, 1993b），是指帮你对你正在做的事更留意。接着在下一章，你将学到更高级的冥想技巧，在辩证行为疗法中它们被称为"怎样"技巧（Linehan, 1993b），是指帮你学会在日常生活中多留心，不评判。

本章练习将教你四种"什么"技巧：

1. 更充分关注眼前的事。

2. 认识和关注你的思想、情绪和生理知觉。

3. 关注你连续的意识流。

4. 将你的思想和情绪及生理知觉区别开来。

读完下面的练习，按照书上陈述的顺序进行实践很重要。本章的练习针对四个"什么"技巧，每个练习都以上一个为基础。

练习：集中注意力一分钟

这是第一个帮你充分关注眼前的练习，做起来简单，效果却不凡，它的目的是让你更留意你的时间感。这个练习需要准备一只带秒针的表，有跑表更好。

很多人觉得时间过得很快，结果，他们总是匆匆忙忙地做事，总在想接下来该做什么，或是接下来会出什么错。不幸的是，这使得他们更加忽略手头上的事。还有些人觉得时间过得很慢，结果，他们时间用不完，做事总是拖拖拉拉，这个简单的练习会让你留意时间到底走得有多快或多慢。

指令

开始练习前，在房间里找个舒服的椅子坐下，确保你在几分钟内不会被干扰：关掉一切干扰声的来源。开始用手表或跑表计时，然后，不要看手表，也不要数秒数，就坐在那儿，当你觉得过了1分钟，再看手表或按下跑表，看看实际过了多久。

时间过了不到1分钟吗？如果是这样，那过了多久——几秒？20秒？40秒？如果不到1分钟，想想这种情况对你的影响。你是否总是做事匆忙，因为觉得时间不够？如果是，这个练习的结果说明了什么？

或者时间超过了1分钟？如果是这样，那又过了多久——1分半钟？2分钟？如果是，想想这种情况对你的影响。你是否经常约会迟到，因为你觉得时间还早？如果是，这个练习的结果说明了什么？

不管结果是什么，学习冥想技巧就在于帮你培养对每一刻体验的准确意识，包括时间感。如果你愿意，在你练习了冥想技巧几周后再来做这个练习，看看你对时间的感觉是否发生了改变。

练习：关注一个事物

关注一个事物是帮你更充分地把精力集中到眼前的第二个冥想技巧。记住，要做到集中精力，最大的障碍是注意力从一件事跳到另一件事，或从一个念头闪到另一个念头。结果，你常常感到迷茫、分心、挫败。这个练习将帮你关注一个目标，目的是训练你的"思维肌"，就是说让你学会观察什么都能专心致志。有了这个练习，你能更好地集中注意力，就像运动员锻炼某部分肌肉，让它更强壮。

在练习过程中，你肯定会被一些思想、记忆或别的感知所打扰，这不要紧，每个人做这个练习都会遇到这样的问题，尽量不要自责和中断练习。只是在开小差时，要马上警觉，把自己拉回在观察的事物。

关注一个小东西，选一个能放在桌上的，不容易碰坏的，不引起情绪波动的。可以是任何东西，比如一支笔、一朵花、一块手表、一枚戒指、一个茶杯或类似的东西，不要选择可能伤害你的东西或你讨厌的人的照片，这样会激起此刻你太多的情感波澜。

在房间里找个舒服的地方坐下，确保你在几分钟内不会被干扰，然后把你选的东西放在面前的桌上，关掉一切干扰声的来源。如果你有跑表或闹钟，设置5分钟的时间，每天做1~2次这个练习，坚持两周，每次更换关注的对象。

如果你想多要几份作参考，就复印这个指令，你也可以用缓慢，平稳的声音读出指令，用录音设备录下来，你在观察东西的时候放来听。

指令

开始，舒服地坐着，做一个缓慢的深呼吸。看着你眼前的东西，不要碰它，用眼睛观察它可能有什么不同的表面，花一点时间观察它的外形，然后想象它拥有的不同的特征。

- 这个东西的表面看起来是什么样的？
- 是发光的还是晦暗的？
- 是光滑的还是粗糙的？
- 看起来软还是硬？
- 是杂色的还是纯色的？
- 看起来还有什么独特之处？

花时间观察这个东西。现在把它拿在手上，去触摸它，注意它摸起来的不同感觉。

- 是光滑的还是粗糙的？
- 有皱纹还是平的？
- 软还是硬？
- 可以弯曲还是钢硬的？
- 这个东西不同的部分摸起来不一样吗？
- 温度怎样？

- 如果拿在手上，估计它的质量。
- 摸起来还有什么别的感觉？

继续用你的视觉和触觉观察这个东西，继续舒适地呼吸，当你开小差时，把自己拉回来。坚持观察直到闹钟响或你观察到了它的一切特征。

练习：沐浴圣光

这是第三个帮你更充分关注眼前的练习，让你对身体的感知更加留意。开始练习前阅读指令，熟悉整个过程。如果你练习时需要随时参读，可以将这些指令放在身边，或者你也可以用录音设备录下用缓慢、平稳的声音读出的指令，在体会自己身体的感知时放来听。

和本章其他练习一样，你在做这个练习时最容易走神。没关系，当你察觉到注意力在飘走，慢慢地将它拉回来，千万不要责备自己和对自己产生看法。

指令

开始，在房间里找个舒服的地方坐下，确保你在10分钟内不会被干扰，关掉一切干扰声的来源。做一个慢慢的、长长的呼吸，然后闭上眼。发挥你的想象，幻想一圈细的白光像光晕盘绕在你的头顶。随着练习的进行，这圈白光顺着你的身体向下移，这时，你在光芒辉映下可以体会到不同的身体知觉。

当你闭着眼继续呼吸，盯着盘旋在你头顶的那圈白光，捕捉你身体那一部分的感觉。也许你觉得头皮有点发麻或发痒。有任何感觉都不要紧。

- 慢慢地，这圈白光下降到你头的周围，掠过你的耳尖、眼睛和鼻头。这时，去体会这些地方的感觉，哪怕是最微妙的。
- 注意你头顶可能感到的肌肉紧张。
- 当这圈白光慢慢地下降，掠过你的鼻子、嘴巴和下巴，继续关注这些地方的知觉。
- 注意你的后脑勺，那儿可能会有一点感觉。
- 注意你嘴里、舌头和牙齿上可能出现的感觉。
- 继续在你的想象里看着那圈白光下降到你脖子周围，注意你喉部的感觉和脖子根的肌肉紧张。
- 现在，光圈扩大了，开始向下移至你的躯干，跨过你的双肩。

- 留意你的肩部、后背、上臂和胸口可能感觉到的任何知觉，肌肉紧张或麻刺感。
- 当光圈继续下降，绕着你的手臂，留意你上臂、手肘、小臂、手腕、手掌和指头的感觉，去体会这些地方的麻痒和僵持在那的紧张。
- 现在，去体会你的胸膛、后背中段、躯干两侧、后背下端和胃部的感觉，同样，留意任何的紧张或知觉，无论它们多么微妙。
- 当光圈继续向下移至你下半身，去体会骨盆区、臀部和大腿的感觉。
- 一定要注意双腿的后面，留意那儿的感觉。
- 继续看着光圈下降，围绕着扫过你的小腿、股骨、脚背、脚掌和脚趾头，留意任何的感觉和紧张。

然后当光圈下降到底消失后，做几个更慢、更深的呼吸，当你觉得舒服了，慢慢张开眼睛，将注意力拉回房间内。

练习：内外体验

现在，你已经练习了如何对身外之物和体内的知觉变得留意，下一步就是将两种体验结合起来。这是第一个教你认识和关注你的思想、情绪和身体知觉的练习。具体做法就是教你以很留意，集中精力的方式将注意力在内部体验和外部体验之间来回移动，前者如身体知觉和思想，后者如你用眼睛、耳朵、鼻子和触觉获得的感觉。

在开始练习前通读指令，以熟悉整个过程。然后你可以把它放在身边，做练习时，可作参考，或者你也可以用录音设备录下用缓慢、平稳的声音读出的指令，当你练习将注意力在内部意识和外部意识之间来回移动的时候可以聆听。

指令

开始时在房间里找个舒服的地方坐下，确保你在10分钟内不会被干扰，关掉一切干扰声的来源，做几个缓慢的深呼吸，放松。

现在，把你的眼睛闭上，将注意力集中到房间内的一样物体上。留意它是什么样，包括现状和颜色，想象它拿在手上是什么感觉，想象它的质量。对自己默默地描绘它，尽量详尽，做上1分钟。保持呼吸。如果你的注意力开始分散，不要自责，把它拉回来就是了。（如果你在录音，在这儿停1分钟。）

当你描绘完那个物体，将注意力转回你的身体。注意你身体的任何知觉，从头到脚扫描一遍，留意任何一处僵持着的肌肉紧张，任何一处麻刺感或任何一种知觉，这样做1分钟，保持缓慢的深呼吸。（如果你在录音，在这儿停1分钟。）

现在，把你的注意力重新引到你的听觉上。留意你听到的任何声音，留意室外传来的声音并告诉自己它们的来源。现在，慢慢留意室内的声音并告诉自己它们的来源，尽力捕捉哪怕最细微的声音，比如钟的嘀嗒声、风声、心跳声。如果任何杂念干扰了你，将注意力拉回到听力。这样做1分钟，保持呼吸。（如果你在录音，在这儿停1分钟。）

当你听完了你能听到的所有声音，注意力回到你的身体。再次留意身体的知觉。体会你身体落在椅子上的质量，脚放在地上的质量，脖子承载的脑袋质量，还有身体总的感觉。如果杂念干扰了你，留意是什么杂念，尽力重新注意你的身体知觉。这样做1分钟，保持缓慢的深呼吸。（如果你在录音，在这儿停1分钟。）

再次转移你的注意力，这一次是你的嗅觉。留意屋内任何气味，不管是否好闻，如果没有任何气味，就注意你用鼻子吸气时通过鼻孔的气流，尽力将注意力停留在嗅觉上。如果任何杂念干扰了你，将注意力拉回到鼻子。这样做1分钟，保持呼吸。（如果你在录音，在这儿停1分钟。）

当你运用完你的嗅觉，再次注意你的身体知觉。留意任何感觉。再一次从头到脚扫描你的身体，体会任何的肌肉紧张、麻刺感或其他的生理感觉。这样做1分钟，保持缓慢的深呼吸。（如果你在录音，在这儿停1分钟。）

最后，使注意力重回触觉，伸出一只手去摸一个够得着的物体。或者，如没有够得着的东西，摸你坐的椅子或你的腿，留意什么感觉，光滑还是粗糙，易折的还是无弹性的，柔软还是坚硬。留意你指尖皮肤的感觉。如果杂念侵入你脑子，将注意力拉回到你正触摸的物体。这样做1分钟，保持缓慢的深呼吸。（如果你在录音，在这儿停1分钟。）

当你全部完成，做3~5个缓慢的深呼吸，再将注意力拉回到房间。

练习：记录 3 分钟的想法

这是第二个教你认识和关注你的思想、情绪和身体知觉的练习。在这个练习中，你将弄清楚3分钟内你会产生多少想法，你可以更加意识到你大脑的运转速度，这个练习也帮助你为下一个练习——"思想解脱"做好准备。

这个练习的指令很简单，用计时器设置3分钟的时间，开始在纸上写下你每一个想法，但不要逐字逐句地记录，写一两个代表该想法的词就行，比如，你正在思考下周前必须完成的一个工作项目，写"项目"或"工作项目"就行了，然后记录下一个想法。

看看你在3分钟内能抓住多少想法，哪怕是很小的心思，甚至你在想这个练习，就写下"练习"。如果你在想此刻书写的纸张，就写"纸"。别人不一定看你的记录，所以，对自己诚实以待。

练习结束时，数数你在3分钟内有多少想法，然后乘以20，就知道1小时内你有多少想法。

练习：思想解脱

这是教你认识和关注你的思想、情绪和身体知觉的第三个练习。思想解脱是从接纳承诺疗法借鉴来的技巧（Hayes, Strosahl, & Wilson, 1999），这两种疗法已证明对心理创伤治疗非常有效。

当痛苦的思想反复萦绕，人很容易被它俘虏，就像鱼咬上钩上的鱼饵（Chodron, 2003）。相反，思想解脱能帮你留意观察你的思想而不深陷其中。随着练习，这个技巧将赋予你更大的自由，来选择哪些思想你想关注，哪些思想你想抛弃，而不是眉毛胡子一把抓。

思想解脱需要运用想象力，目的是把你的思想视觉化，无论是飘然入画，还是挥洒成章，既不被它纠缠，也不去分析它，让它不留下伤害地被你抛开。无论采取什么方式来做此练习都行，这里是某些人认为有用的建议：

想象你坐在田野上，看着你的思想随着云朵飘走。

- 想象你坐在小溪边，看着你的思想随着落叶飘走。
- 看着你的思想写在沙滩上，然后被波浪冲刷掉。
- 想象你开着小车，你的思想落在沿途的广告牌上。
- 看着思想离开你的大脑，在烛火中哔哔地被烧毁。
- 想象你坐在树边，看着你的思想飘到树叶上。
- 站在一个有两扇门的房间里，看着你的思想从一个门进，从另一个门出。

如果这些点子中有对你起作用的，那太棒了。如果没有，就大胆地自创一些，只是要确定你的点子能达到本练习的目的，就是看着你的思想来来去去，不固执其中，也不去分析。记住在练习时运用全盘接受观念，让你的思想顺其自然，不要庸人自扰地和它对抗，也不要因其而感到自责，就让它哪儿来哪儿去。

开始练习前通读指令，以熟悉整个过程。如果你更乐意用听的方式，也可以用录音设备录下用缓慢、平稳的声音读出的指令，在练习这个技巧时放来听。第一次练习思想解脱技巧时，找一个厨房计时器或闹钟，设置3~5分钟的时间，试着抛开你的思想直到闹钟响起。当你对这个技巧更适应后，闹钟设置的时间可以更长一些，比如8分钟或10分钟，但第一次别期待能静坐那么久，在开始阶段，运用思想解脱3~5分钟就算长的了。

指令

开始时在房间里找个舒服的地方坐下，确保你在设置的闹钟时间内不会被干扰，关掉一切干扰声的来源，做几个缓慢的深呼吸，放松，闭上眼。

现在，想象你正置身于你选择的情景内，无论是沙滩上、小溪边、田野里、房间内还是其他什么地方，看着你的思想不断来去，充分运用想象将自己融入那个画面。然后，开始留意自己的思想。开始观察正在产生的思想，无论是什么。不要强行打断你的思想，也尽量不要因它们而自责，静静地看着思想出现，然后，用你选择的任何技巧看着它们消失。无论是什么样的思想，大的或小的，重要的或不重要的，看着他们在你脑子里显现，然后，用任何选择的方式让它们飘走或消失。

继续留意思想的出现和消失，用画面或文字或其他什么来代替你的思想，看着你的思想来来去去，尽量不要纠缠其中，也不要自责。

如果几个思想一起袭来，那就看着它们一起自生自灭，如果思想来得很快，尽最大的努力看着它们全部消失，而不要被它们绊住。继续呼吸，看着思想来了又走，直到闹钟响起。

当你全部完成，做几个缓慢的深呼吸，然后慢慢睁开眼睛，将注意力拉回到房间。

练习：描绘你的情绪

这是第四个教你认识和关注你的思想、情绪和身体知觉的练习。至此，本章的练习已帮助你学会更加留意身体知觉和思想，紧接着的这个练习将帮你更加留意你的情绪，和其他某些练习一样，它的指令可能听起来简单，但效果将是显著的。此练习会让你选择一种情绪，用画画和探究它的方式来描绘它。

首先选一种情绪，可以是愉快的，也可以是不开心的，最好选择你此刻正感受到的情绪，除非它是极度的悲伤或自毁情绪，如果真是这样，你要等到能控制自己的情绪时，再开始练习。另一方面，如果你不能认清自己现在的情绪，就选择你最近经历过的情绪，要那种容易记住的。但是，无论你选择哪种情绪，尽量描绘得具体点，例如，你和配偶或搭档发生了争执，因为他或她对你做了什么。这是客观情况，不是情绪，也许它让你觉得生气、受伤、难过、愚蠢或其他什么，尽量具体描绘你的感受。这儿还有个例子，也许有人最近赠你一件礼物，这是当时的具体情况，你的情绪决定于你对礼物的感觉。如果礼物是你渴望很久的，你会很兴奋，如果送礼的人你不太了解，你会很急于知道它的目的，具体描绘你的感受。

为了帮助你选择一种情绪或感受，请使用下列常用词汇。

常见的情绪或感受

崇拜	空虚	被惹恼
害怕	来劲	嫉妒
生气	觉悟	高兴
烦恼	快活	活跃
焦急	被激怒	孤独
内疚	热情	被爱
羞耻	羡慕	爱慕
悦人	激动	疯狂
狂喜	疲累	紧张
厌倦	轻佻	痴迷
被打扰	愚蠢	高兴
心碎	虚弱	骄傲
得意	受惊	遗憾
谨慎	沮丧	宽慰
兴奋	快乐	被尊重
自信	惭愧	不安

满足	愉快	伤心
好奇	憧憬	满意
愉悦	绝望	惊吓
抑郁	恐惧	混乱
坚定	被伤	安全
失望	歇斯底里	害羞
恶心	冷淡	机敏
变态	迷恋	抱歉
尴尬	喜欢	坚强
吃惊	疲乏	脆弱
怀疑	犹豫	担心
惊恐	忧郁	被看重

当你认清了要探究的情绪，把它写在表格——描绘你的情绪（表3.1）的顶端，或写在一张空白纸上。

表 3.1　描绘你的情绪

情绪名称：＿＿＿＿＿＿＿＿＿＿＿＿＿＿＿＿＿＿＿＿＿

画出你的情绪：

＿＿

描绘一个相关的行动：＿＿＿＿＿＿＿＿＿＿＿＿＿＿＿＿＿＿＿＿＿

描绘一个相关的声音：＿＿＿＿＿＿＿＿＿＿＿＿＿＿＿＿＿＿＿＿＿

描绘情绪的强度：＿＿＿＿＿＿＿＿＿＿＿＿＿＿＿＿＿＿＿＿＿＿＿

描绘情绪的性质：＿＿＿＿＿＿＿＿＿＿＿＿＿＿＿＿＿＿＿＿＿＿＿

描绘相关的思想：＿＿＿＿＿＿＿＿＿＿＿＿＿＿＿＿＿＿＿＿＿＿＿

接着，运用你的想象力，为你的情绪画一幅画，这个听起来有点难，但尽最大努力去做。例如，你可以用太阳的图画表达你愉快的心情，或许用蛋卷冰淇淋更好，不要管别人，你自己能看懂就行，试试吧。

接下来，找到一种声音进一步描绘你的情绪。例如，如果你很悲伤，就可用呻吟来描绘，像"呃"，或者某首歌更适合表达你的情绪。尽可能好地描绘这种声音，写在图画的旁边。

然后，描绘一种与你的情绪相对应的行为。例如，你觉得无聊，就可以用打盹的行为；如果你害羞，就可用跑开躲起来的行为。尽可能好地描绘这种行为，写在图画的旁边。

这个练习的下一步就是描绘你关注的情绪的强度。这需要想一想，尽可能准确地描绘情绪的力度，大胆构想，必要时可用上比喻。例如，如果你感到紧张，可以写感觉如此强烈，就像"心脏遭到摇滚乐鼓点的撞击"。或者你只是有点儿生气，你可以把这种程度写成像"蚊子叮咬"。

描绘了情绪的强度后，简要描述情绪的整体性质，尽量大胆地构想。如果你感到紧张，可以说成"膝盖软得像果冻"，如果你生气了，可以说成"像水要开了"。为了传达你的感受，描述尽量准确，思路放开。

最后，加上你情绪引起的思想，但写清楚你描绘的是思想，而不是情绪。例如，不要用上面列出的词汇来描绘思想，那些是情绪，不是思想。描绘思想应该可以用下面的句子开头："我的情绪让我认为……"或"我的情绪让我想到……"开始区分思想和情绪很重要，因为这能让你在以后能更好地控制它们。这儿有些情绪引发思想的例子，如果你很自信，可能由此产生让老板给你升职的想法，或者让你想到过去的人生得意。如果你感到脆弱，很可能认为再也承受不了更多的人生波折，或是担心如果你不能变得更坚强，怎样面对将来的问题。

练习：转移注意力

下一个练习将教你第三种"冥想什么"技巧，也就是学习认清在不间断的意识流中你关注的对象。现在，你已经练习了留意情绪和知觉体验（视觉、听觉和触觉），该把两种体验结合起来了。这个练习类似于内外体验练习，因为它也会帮你用一种留意的、集中精神的方式来回地转移注意力。然而，这个练习是在情绪和知觉间转换，并教你分清二者的区别。

在生活中，我们常常会遭遇情绪困扰。例如，某人说了侮辱你的话，也许你会一整天都不开心，可怜自己，对别人发火或者看整个世界都暗淡无光，这种"情绪陷阱"人人都遇到过。但对于挣扎于压迫性情绪中的人，这种体验更频繁、更强烈。冥想技巧帮你区分眼前的事实和内心的情绪，因此，给你机会选择关注哪一个。

在开始这个练习前，你需要认清自己目前的感觉。如果你需要参考上一页的情绪词汇，折回去。尽可能准确描绘你的感受，即使你觉得没什么感觉，事实却往往不是这样，没有一个绝对不带情绪的人，也许你只是感到无聊或满足，尽力去认清你的情绪。

在开始练习前通读指令，以熟悉整个过程。然后你可以把它放在身边，做练习时，可作参考，或者你也可以用录音设备录下用缓慢、平稳的声音读出的指令，当你练习将注意力在情绪和知觉之间转移的时候可以聆听。

如果需要，练习前将计时器设置5~10分钟。

指令

开始时在房间里找个舒服的地方坐下，确保你在10分钟内不会被干扰，关掉一切干扰声的来源，做几个缓慢的深呼吸，放松。

现在，闭上眼，将注意力集中到你的感受，默默告诉自己情绪的名称。想象你的情绪看起来什么样子，如果它有形状的话。可以是只有你才理解的想象，让它赋予你情绪以某种形式或外形。这样做1分钟，保持缓慢的呼吸。（如果你在录音，在这儿停1分钟。）

现在睁开眼，将注意力投注到你所在房间内的一个物体上，观察它是什么样子，形状和颜色，想象它拿在手上会是什么感觉以及它的质量，向你自己默默地描绘它，尽可能地详尽。这样做1分钟，保持呼吸。如果你开小差，不要自责，把注意力拉回练习就行了。（如果你在录音，在这儿停1分钟。）

当你描绘完这个物体，闭上眼，将注意力重新集中到情绪。想一种和你情绪有关的声音，可以是任何你认为足以描绘你情绪的声音，可以是噪声、一首歌或随便什么。对自己描绘了这个声音后，想一种与你情绪相关的行为，同样，它只要能进一步加强你对自己情绪的理解就行。这样做1分钟，保持缓慢的深呼吸。（如果你在录音，在这儿停1分钟。）

现在，闭上眼，将注意力重新引到听觉上，留心你听到的任何声音，留意屋外的声音并告诉自己声音的来源。现在，注意屋内任何你听到的声音并告诉自己声音的来源，尽力捕捉哪怕最细微的声音，比如钟的嘀嗒声、风声、心跳声。如果任何杂念干扰了你，将注意力拉回到听觉上。这样做1分钟，保持呼吸。（如果你在录音，在这儿停1分钟。）

当你听完了你注意到的声音，将注意力重新拉到你的情绪。闭上眼，对自己默默描绘情绪的强度和性质。同样，大胆构想，需要时用上比喻，这样做1分钟，保持缓慢的深呼吸。（如果你在录音，在这儿停1分钟。）

再一次转移注意力，这次是嗅觉。留意屋内任何气味，不管是否好闻，如果你没有闻到任何气味，就注意你用鼻子吸气时通过鼻孔的气流，尽力将注意力停留在嗅觉上，如果任何杂念干扰了你，将注意力拉回到鼻子。这样做1分钟，保持呼吸。（如果你在录音，在这儿停1分钟。）

当你运用完你的嗅觉，再次注意你的情绪。留意任何与情绪有关的思想，尽可能具体地了解它们，并确保那不是情绪。这样做1分钟，保持缓慢的深呼吸。（如果你在录音，在这儿停1分钟。）

最后，使注意力重回触觉，伸出一只手去摸一个够得着的物体，或者，如没有够得着的东西，摸你坐的椅子或你的腿，留意什么感觉，光滑还是粗糙，易折的还是无弹性的，柔软还是坚硬。留意你指尖皮肤的感觉。如果杂念侵入你脑子，将注意力拉回到你正触摸的物体。这样做1分钟，保持缓慢的深呼吸。（如果你在录音，在这儿停1分钟。）

当你全部完成，做3~5个缓慢的深呼吸，再将注意力拉回到房间。

练习：正念呼吸

正念呼吸练习将让你学会第四种"什么"技巧。即将你的思想和情绪、生理知觉区分开来（你在第2章已经学习了基本的正念呼吸练习和高级的痛苦承受技巧，这个练习能加深你对前者的认识）。常常，当你被某些思想和刺激分心的时候，最简单也是最有效的解决办法就是注意你呼吸的起落，这样的呼吸更完整、更深沉，可以帮你放松。

为了进行正念呼吸，你需要关注三个部分的体验。首先，你要数你的呼吸，这将帮你集中精神，让你在被杂念干扰时，心绪能平静下来；第二，你要关注呼吸的生理体验，也就是在吸气和呼气时观察胸膛和胃部的起伏；第三，你要注意呼吸时冒出的干扰杂念，将它们抛开，不要被它们困住，就像上一章思想解脱练习中讲的，这样做可让你把注意力集中到呼吸上，并进一步平静下来。

在做练习前，阅读下面的指令，熟悉这种体验。如果你更乐意用听的方式，也可以用录音设备录下用缓慢、平稳的声音读出的指令，在练习这个技巧时放来听。第一次练习时，找一个计时器或闹钟，设置3~5分钟，练习呼吸直到闹钟响。当你习惯了用这种技巧放松，可以把闹钟时间设得更长一点，比如10或15分钟，但第一次你静坐不了那么久，你能集中注意力和呼吸3~5分钟就够长了。稍后，当你更加适应了这种呼吸方式，在做日常杂务时也可运用它，比如散步、做饭、看电视或聊天的时候。

运用正念呼吸时，很多人感觉和自己的呼吸合二为一，这说明他们融入了体验当中。如果你也这样，那么太棒了；如果没有，也不要紧。坚持练习，也有人在开始时觉得有点头晕，这可能是因为呼吸太快、太深或太慢。不要紧张，如果需要，头晕时停一会儿，或者调整你的呼吸至正常的节律，并开始数自己的呼吸。

这个技巧如此简单有效，你何不每天坚持练习呢？

指令

开始，在房间里找个舒服的地方坐下，确保在你设置的时间内不会被干扰：关掉一切干扰声音的来源。如果你觉得闭上眼舒服，那就闭上让自己放松。

开始时，做几个缓慢的深呼吸放松，一只手放在胃部，现在用鼻子慢慢吸气，用嘴慢慢呼气，感受你胃部随着呼吸的起伏，想象你的肚子随着吸气像气球充气，呼气时又瘪了下去。感觉吸进的气流通过鼻孔，呼气时通过嘴唇，当你呼吸时，留意身体的感觉，体会你的肺被空气充盈，感觉你站立之处承受的体重。随着每一次呼吸，感觉你身体不断地放松。

现在，你继续呼吸，开始数着你每一次的呼气，可以默数，也可念出声，每数四下为一轮。一开始，用鼻子慢慢吸气，嘴呼气，数个"1"。再一次，鼻子慢慢吸气，嘴慢慢呼气，数个"2"。重复，鼻子慢慢吸气，嘴慢慢呼气，数个"3"。最后一次，鼻子吸气，嘴巴呼气，数个"4"。然后，又从"1"开始。

这一次，当你数数时，不时地转而注意你的呼吸方式。留意在吸气和呼气时胸膛和胃部的起伏。同样，感觉从鼻子吸进，从嘴慢慢呼出，如果你愿意，一只手放在胃部，感觉呼吸的起落。伴随着缓慢的深呼吸，继续数数。想象你的胃随着吸气像气球充气，呼气时又瘪了下去。继续让你的注意力在数数和呼吸的生理体验间来回转移。

最后，留意任何将你注意力从呼吸上分散走的杂念或其他干扰，它们可能是回忆、声音、身体知觉或情绪。当你开始走神，想到别的事儿，将注意力拉回到数呼吸或它的生理感受。不要因分心而自责，保持缓慢深呼吸进出肚子。想象肚子像气球一样充满空气，感觉它随着每一次呼吸的起落，继续数数，每次呼气，感觉你身体的放松越来越深沉。

坚持呼吸直到闹钟响。继续数数，留意呼吸的生理感受，抛开任何杂念和其他刺激。然后，当闹钟响起，慢慢睁开眼睛，把意识转到房间内。

练习：留意你的情绪

这是第二个教你区分思想和情绪、身体知觉的练习。留意你的情绪始于对呼吸的关注——仅仅感觉从鼻子进，从嘴巴出的气息，肺的充气与排气。接着，在四五个缓慢的深呼吸后，将注意力转移到你目前的情绪体验，开始只注意情绪的好与坏。你基本的内在感受是愉快还是不愉快？

接下来，看看你能不能更贴近地观察你的情绪，哪个词最适合描绘它？如果你找不到贴切的描绘，可以借鉴描绘你的情绪练习中列出的情绪词，继续观察自己的感受，同时，对自己描绘你的发现。

注意你的感受和夹杂在其中的其他情绪的微妙差异。例如，有时悲伤隐藏着焦虑与愤怒，羞耻纠结着失落与憎恨。你还要注意情绪的强度和它的变化。

情绪总是像波浪袭来，它们不断激化直至浪尖，最后消失，你能观察到并向自己描绘情绪在发展和退去的过程中处于的那个阶段。

如果你觉得难于把握此刻的情绪，可以用最近刚刚有过的感受来做这个练习，回想过去几周内你情绪激烈时的情况，把这个事件内观化——你当时在哪儿？发生了什么？你说了什么？什么感受？坚持回忆场景的细节直到你又找到当时情绪。

然而，你是在观察一种情绪，一旦你认清了它，别让它溜走，不断向自己描绘你所感到的情绪在性质、强度和类型方面的变化。

你最好观察情绪直到它发生显著变化——性质或力度方面——和感觉到它的波浪式效应。观察时，你还应该注意思想，知觉和其他会把你注意力拉开的干扰，这很正常。当你走神时，尽量把自己拉回到情绪的观察上来，直到用了足够多的时间观察到它的发展、变化和消失。

当你留意一种感受时，你会有两个发现，一是任何情绪都有自然的存在期，持续观察它们，会看到它们的高涨和消退；二是仅靠描绘情绪就能让你一定程度地掌控它们，描绘情绪常常有一种间离它们的效果，减轻来自它们的压力。

在做练习前，阅读下面的指令，熟悉这种体验，如果你更乐意用听的方式，也可以用录音设备录下，用缓慢、平稳的声音读出的指导，在练习这个技巧时放来听。在录音时，每一段之间暂停一会儿，留出时间充分体验这个过程。

指令

做一个缓慢的深呼吸，注意气流从你的鼻子进去，顺着咽喉背部而下，进入肺里。再来个呼吸，观察你吸气和呼气时身体的变化，坚持呼吸与观察，留意呼吸时身体的感受。（如果你在录制指令，在这儿停1分钟。）

现在，把注意力转向你的情绪，体察并找到此刻的感受或者找一种最近有过的情绪，感觉它是好是坏，高兴还是难受，持续关注你的感受，直到有所体会。（如果你在录制指令，在这儿停1分钟。）

现在，找一些词汇来描绘你的情绪，例如，它是兴高采烈、心满意足还是兴奋激动？要不就是悲伤、焦虑、羞耻或失落？无论是什么，在你心中坚持观察和描绘它，留意它的变化并描绘出来，如果任何杂念干扰了你的思维，尽力丢开它们，不要被纠缠住。留意你的情绪是在加剧还是在减弱，描绘一下。（如果你在录制指令，在这儿停1分钟。）

继续观察你的情绪，抛开干扰，用各种词汇来描绘它在性质和强度方面最微小的变化，如果有其他情绪掺杂进来，不要中断这个描绘。如果你的情绪转变成另一种新的情绪，继续观察，找到恰当的词语来描绘它。（如果你在录制指令，在这儿停1分钟。）

杂念、身体知觉和其他干扰会分散你的注意力。警觉一点，抛开它们。把注意力拉回到情绪上来，继续观察它，直到你发现它的变化和消失。

结束语

你已经学习了一些基本的正念冥思技巧。令人欣慰的是，你对思维的运行方式和学习这些技巧的重要性有了更充分的了解，你应该在日常生活中坚持运用它们。下一章里，你将在这些技巧的基础上学到更高级的冥思技巧。

4
掌握正念的高级技巧

在前面的章节中，你学到了什么是正念冥想，以及辩证行为治疗中冥想"什么"的基本技巧。通过采用下面的方式，你应该更加注意将你的精力集中在"什么"上了：

1.全身心地集中在目前这个时刻。

2.集中到你思想、情感和身体的感觉上。

3.集中到你时时刻刻的感觉上。

4.将你的思想与情绪、身体知觉区分开来。

本章你将要学到什么

在这一章中，你将会学到更加高级的冥思技巧。这些技巧能够教你在日常经历中怎样不带有评判性地去留心一些东西。你将会学到五点技巧：

1.怎样使用"慧心"。

2.怎样用"全盘接受"的方式不带评判地去接受你的日常经历。

3.怎样做有效的事。

4.怎样为你自己建立一个冥想的体制使你以更留心、更集中精力的方式生活。

5.怎样克服你在冥想时的障碍或干扰。

在上一章中提到了有序地按照书中的要求来进行的重要性，这一章也是一样。因为所做的每一项都是建立在前面一项的基础上，它们有着相辅相成的关系以及严格的顺序要求。

慧心

正如前一章所述，慧心是你一生中能够作出健康决定的一种能力，这种能力是建立在你的理性思维和情感基础之上的。

下面举个例子，列欧到了一个新的公司，在这个公司中他是一个成功的销售人员。他有着一个快乐的家庭和一个前程似锦的将来。然而，列欧常常在他不能将一件生意做成时感到难过不安，他常常感到沮丧并且认为自己是绝不可能在人生中完全成功的人。尽管他的上级给出的评价都是肯定的，列欧还是不能在生意失败时将自己身上的失败感摆脱。因此，在他开始工作几个月以后，列欧辞掉了自己的新工作，就如同他以前辞去一个又一个工作一样。然后他又去找了一个新的工作，但是不管他在哪工作，这种类似的失败感都会降临到他身上，他永远都不可能对自己感到满足。

类似的另一个例子，泰珂莎是一个在学生和教职员工中很受欢迎且赞誉很高的一位教授。但是在经历过几个处理不成功的人际关系后，泰珂莎感到很孤独。最终，她决定再也不接受新朋友了，因为她害怕与新朋友之间的这种关系又会像之前的一样失败。因此，她轻视任何人对她的爱并且辞掉了自己的工作，从此过着孤独的生活。

不幸的是，列欧和泰珂莎都被辩证行为疗法中所谓的"情感思维"（Linehan，1993a）所击败了。当你在作评价和决定时只单单依靠自己的感受时，情感思维就会出现。但是记住，情感本身并没有任何问题。我们健康的生活需要各种情感的支撑。（你们将会在第6章和第7章中学到更多关于情感的作用。）当你的情感"控制"了你的时候，和情感思维相关的问题就会发生。这个陷阱对于有着压迫性情绪的人来说尤其危险，因为情感思维会歪曲你的想法和你的判断，然后这种歪曲会使得你的大脑很难作出关于你人生健康的决定。考虑一下发生在列欧和泰珂莎身上的例子：虽然他们有着较大的成功，他们的情感超越了他们的生活并引导他们作出了不健康的决定。

与情感思维平衡相对的是"理性思维"（Linehan，1993a）。理性思维是你做决策过程的一部分，它可以帮助分析各种情况的事实，可以让人清楚地思考正在发生的一切，可以使人考虑事情的细节，从而指导人作出理智的决定。很显然，在每天的日常生活中，理性的思维可以帮助我们解决问题、作出决策。但是不得不提出的是，过度的理性思维也会是一个问题。我们都知道，很多智商很高的人不知道怎样表达自己的情感，从而过着非常孤单的生活。因此，为了过上一个有成就感、健康的生活，我们需要一个情感和理性的平衡。但是对于有着压迫性情绪的人来说，情感和理性思考的平衡通常是很难的。

解决的方法就是用慧心作出对你人生健康的决策。慧心来自于情感思维和理智思维的结合（Linehan,1993a），同时也是两者之间的一种平衡。我们再来思考一下关于列欧和泰珂莎的例子。他们两个都被他们的情感思维所控制。如果列欧能够用慧心来作决定，他就能够在辞掉工作前用理性的思维平衡他的决定。他应该用一些当时情况下的事实来提醒自己，如：他已经是一个成功的销售人员，他只有在某些项目没做成功的时候感到难过。然后反问自己，这样的理由值得他辞掉工作吗？对于泰珂莎来说，她从学生和教职员工那都得到了很好的赞誉。她值得仅仅因为几个没有处理好的人际关系而从此不再交新的朋友吗？对于这两个问题，答案肯定都是："不值得！"从这段我们可以看出用慧心为何如此的重要。

你可以通过练习第3章中学到的冥想法来开发你的慧心。记住，这些练习的部分目的是为了让你意识到并能够将你的思维和你的情感区分开。从这时开始，你已经在同时使用你的情感思维和理性思维了。通过进一步练习冥想技巧，你平衡情感和理性思维思考后作出健康的决策就更加容易了。

慧心及直觉

按照辩证行为疗法，慧心与直觉的定义是很相似的（Linehan,1993b）。通常，直觉和聪明的头脑都会被描述成直接从"肠子"或是"胃部"产生的"感觉"。接下来的这些练习会帮助你更多地接触到你"肠胃"的感觉，这种感觉不仅是生理上的，也是心理上的。这些练习会帮助你找到你体内慧心的中心部位在哪。而这些部位会让人作出理性的决定。

有趣的是，这种"肠胃反应"现象可能得到科学迹象的支持。研究人员发现，人的胃部被大量的神经网所覆盖。这些神经网的复杂程度仅次于人大脑的复杂程度，因此有些研究人员将这一区域指做"肠脑"，意思就是胃部的大脑。

练习：慧心冥想

当你开始用这种技巧的时候，用个定时器或者闹钟，设定3分钟或者5分钟来练习，直至时间到为止。然后，当你对这种技巧越发熟悉后，你可以设定更长的时间，比如10分钟或者15分钟。如果你喜欢边听指令边做，你可以用一个录音机将指令录下来。录音机里指令最好是语速比较缓慢、语调比较平和声音，这样更利于你一边听指令，一边认真地练习这种技巧。

指令

　　首先，在一个你不会被打扰的房间里找一个舒服的地方坐下来，切断一切可能让你分心的声音来源，设定一个时间。如果你觉得闭上眼睛更舒服放松些，你可以闭上眼睛。

　　现在，在你的胸腔处找到你的胸骨所在位置。怎么找呢？你可以先摸到你胸腔正中的骨头，然后顺着你的腹腔往下摸，直至摸到尽头。好，现在，用一只手放在你腹部上胃和肚脐之间，这个地方就是你慧心的中心。

　　下面，需要你慢慢地、长长地呼吸几次，然后放轻松。首先，将气慢慢地吸入你的鼻子，再慢慢地吸入你的口腔。然后，你会感觉到，在你呼吸的同时你的腹部一起一落。现在，想象你在吸气的时候，你的肚皮像一个正在充气的气球一样。然后当你呼气的时候，你的肚皮就像是个正在漏气的气球。好好感觉一下，当气从你的鼻腔经过，再从你的双唇出去。当你呼吸的时候，注意你全身的任何感受。你感觉你的肺部充满了空气。当你坐着的时候感觉一下你的体重。每呼吸一次，都好好注意一下你的身体感受，使你的身体变得越来越放松。

　　好，现在，你接着呼吸，将你的注意力集中在你手所在的那个部位。换句话说，就是将你的注意力集中在你的理智思维的中心。然后继续呼吸。如果你有任何的分心的想法，让这些想法离开你，而不是去和这些想法抗争，不要陷在这些想法之中。继续呼吸，把精力集中在你的理性思维中心。去感觉你的手停留在你胃部的那个位置。

　　当你将你的注意力集中在你的慧心中心时，注意观察出现了什么。如果有什么令你烦躁的想法、问题，或者是你不得不做的决定时，好好想想。然后问问你的慧心中心你应该怎么做。将你内在直觉的自我作为你的指引，然后看你的慧心中心会有一个什么样的想法或是给出一个什么样的解决方案。不管你收到的是什么样的答案或是想法都不要去评判它，只是将它们记在心中，然后继续呼吸。继续将你的精力集中在你的慧心中心。如果得不出任何答案或者想法，你就继续呼吸。

　　好，现在继续注意你的呼吸的起伏。继续呼吸，然后在时间结束之前继续将你的注意力集中在你的慧心中心上。当你完成的时候，慢慢地睁开眼睛，然后将你的注意力转回到房间里。

怎样作出明智的决定

既然你已经练习了定位你的慧心中心，你可以在作决定之前"询问"一下你身体的那个部位。这样做可以帮助你判断你的决定是否是一个好的决定。就这样，简单地思考一下你将要采取的行动并且将你的注意力集中在你的慧心中心。然后想一想你的慧心告诉你该干什么。你的决定是正确的吗？如果是，也许你就该那样做。如果感觉不对劲，也许你就该考虑考虑一些其他的选择了。

作出可靠的、正确的决定是你一生中都要学习的东西。同时，学会它不仅仅是掌握一种方法就可以了，这需要一个过程。之前我们所提到的"询问"你的慧心中心只是其中的一种方式，而且可能只对某些人起作用。然而，这里却有一些东西我们需要注意。当你刚刚学着用慧心来作决定的时候，可能你根本无法区分你到底是在用直觉作决定还是在用你以前情感思维的老方法在作决定。当然，我们马上就会将两者之间的不同之处给大家列出来。主要有三点不同：

1. 当你作决定的时候，你是否将你的情感和当时的事实情况两者都好好思考过？换一句话来说，你在作决定的时候是不是建立在情感思维和理性思维两者之上的？如果你没有考虑当时的具体情况，同时只是被你的情感所控制，那你就不是在用慧心进行思考。有时，我们需要将我们的情感"冷却"才能作出一个明智的决定。如果最近你遇到了牵涉大量情感的事情，不管是好是坏，你需要给自己足够的时间将你火热的情感冷却下来，然后你才可能理智地进行思考。

2. 你"感觉"那个决定对吗？在你作出一个决定之前，"询问"一下你的慧心中心，然后注意那个地方的感受怎样。如果在你"询问" 慧心中心的时候感觉紧张，你即将作出的决定或许就不妥当或者不安全。当然，也有例外的情况，也许你感到紧张是因为你对于即将要做的从未做过的事感到兴奋，这或许是件好事。但是有时两者很难正确区分，所以为什么我们一再强调用理性思维作决定的重要性。当然，你的区分能力会随着你作判断次数的增多而提高，你会变得越来越有经验。

3. 你有时可以通过检验决定的结果来判断你是否使用了慧心。如果你的决定产生的结果对你的人生是有益的，那很可能你使用了慧心。当你开始使用慧心时，时刻注意你所作的决定和决定所产生的后果，因为这样可以让你判断你是否真正地在使用慧心。记住，慧心可以帮助你作出健康的决定，这种做法会让你受益终身。

全盘接受

慧心或广义上的冥想的另一重要组成部分叫作"全盘接受"(Linehan,1993a)技巧。（我们在第2章已经探索了"全盘接受"和承受痛苦的高级技巧，以下讲述的目的是让大家明白它们和冥想有什么关系。）全盘接受的意思是说我们不加以评判，也不试图改变地去容忍。你们还记得在上一章中我们关于冥想的定义吗？冥想（正念）是指在不加以评判或不对任何东西加以批评的前提下，对你当前的想法、情感、身体感觉和行为的一种认知能力。其实全盘接受是冥想中很重要的一部分，因为如果你在当前去评判自己、你的经历或是别人，那你就不可能真正将注意力全部放在正在发生的事情上。很多情况下，评判是让人受罪的主要原因，因为当你去评判别人时你会变得生气，当你评判你自己时你会变得沮丧。所以，要想真正地冥想，要想真正地进行理性思维，你必须要学会变得不带评判性。

全盘接受可能听起来像是很难掌握的技巧，但是掌握它绝对是值得的。看看下面这个例子：托马斯内心一直在和一个问题作斗争，这个问题也普遍地存在于有着压迫性情绪的人们当中。他把人和事物都分成两类：要么就全好，要么就全坏。对于他来说，没有介于好坏之间的人。当别人对他好的时候，他就觉得别人很好。但当别人和他意见不同时，他就觉得别人不好，哪怕几分钟以前他才把别人归为好人。这样一种快速起伏的态度指导托马斯作出了很多对于他人或自己的评判和评价。多年来，这种评价方式使得托马斯对于可能变坏的情形十分敏感。他常常觉得有人会犯错误，会侮辱他，或者会在某种程度上背叛他。有一次，他的妹妹说她不能帮他把车弄到修理厂去进行修理，他便对妹妹狂怒。他责怪妹妹忘恩负义，说她自私。然而，事实是，他妹妹得带自己的女儿去看医生，但托马斯根本没有听妹妹解释。托马斯只是沉浸在自己带有评判性的思维当中，根本没有去听，也没有考虑他人。事实上，托马斯在他的人生中创造了一种模式，在这种模式中，他所有的评判和批评性的思维都成了现实，这样就导致他过上了一种非常寂寞和痛苦的生活。

最终，当有人介绍给托马斯全盘接受技巧的时候，他对这一技巧也是很吹毛求疵的。"这太荒谬了，"他认为，"这种傻方法是不会对我有帮助的。我不需要它。人怎么可能做到不吹毛求疵呢？"但是由于家人的争辩，托马斯最终决定试试使用全盘接受技巧。起初，要让他不对他人和自己带有评判性可谓是相当的难，但是他继续使用这种方法，经过不断地练习，全盘接受法对他来说变得容易些了。逐渐地，他的想法开始发生改变。托马斯很少花时间在评判性的想法和批评性的评价中纠缠，他很少去想他人会侮辱他或背叛他。他再也不单纯地认为某人单纯的好或坏。他开始认识到，每个人都会犯错误，犯错误没什么大不了的。同时，对于自己当时的想法、感受、知觉和行为，他也变得越来越有意识了，知道对此进行理性思维了。这一切使得他更能够精力集中，更能做出更加健康的选择。

　　大家可以从上面的例子看出，在用全盘接受法的时候，最难的部分是意识到什么时候对自己或他人带有评判性了。这一切都需要练习，工作手册中的技巧会对我们有所帮助。当然，这一切也需要时间。你肯定会犯错误。在你刚开始学着不要带有评判性的时候，你肯定还是会时不时地带有评判性。之后你会意识到自己所做的一切，以后你会更加注意不要带有评判性。其实没什么，这是学习的一个过程。学习怎样使用全盘接受法很像一个人走在街上，一不小心摔倒在了下水道的检修洞这个故事。他从检修洞里爬出来，看着那个洞然后说："我可不要再犯这样的错。"但是第二天，走在同样的街上，他又掉进了同一个洞里，爬出来后他说到："真不敢相信我又掉进来了。"然后第三天，正当他又要将脚踏进下水道的检修洞时，他突然记起了两天前发生的事情，因此这次他避免了犯错。第四天，正当他要上那条街时，他马上记住了要绕开街上那个检修洞。到了第五天，他选择了走另外一条街，目的是为了完完全全地避开掉进洞里。很显然，学习怎样使用全盘接受法需要花费的时间远不止五天，而掉进带有评判性的陷阱的事也会重复发生。

　　下面是一些能够开发你不带评判性态度的练习，同时也有一些让你使用全盘接受法的练习。在开始前，你得知道全盘接受法的练习会多一些，因为它对于人们来说通常是一个容易混淆的概念。用全盘接受法不是要你忍气吞声地去忍受一些有潜在害处和危险的事物。比如，你身处一段有暴力或有虐待性的关系当中，你需要发泄出来，那就一定要发泄出来。不要让自己处于一个有害的环境当中，不要不管任何情形不加判断地一味容忍。全盘接受法应该是一个能够对于你过上更健康生活起到帮助作用的技巧，而不是使你生活遭受更多痛苦的东西。

　　不过，开始使用全盘接受法毫无疑问是很难的，因为那需要你用一种全新的方式思考你自己、你的人生以及其他人。但是，一旦你开始使用全盘接受法，你会发现这种方法事实上给了你更多的自由。你再也不需要花大量时间去评判自己和他人了。取而代之的是，你可以花这些时间自由地做许多其他的事了。全盘接受法是辩证行为疗法中最重要的技巧之一，它绝对值得你花精力去学习。

练习：否定的评判

改变问题的第一步是意识到问题什么时候发生。因此，要改变你带有评判性的想法，第一步是意识到你什么时候是带有评判性和批判性的。在前面我们有关于否定的评判的记录。接下来的一周当中，你尽全力将你所做的否定评判和批判记录下来。记录内容包括你在读报时，看电视时所做的评判和批判，当然也包括你对自己和他人所做的评判和批判。如果有必要的话，你可以做一个名为"否定评判记录"（表4.1b）的影印本，折叠后装在裤兜里，这样你一做这种评判时你就可以马上记录下来。如果你决定一天只做一次关于否定评判的记录，比如在睡觉前，那么整个学习全盘接受法的过程就会更长些。因为在一天结束的时候，你可能会忘记一天中所做的很多否定评判。

为了提醒你记录下你所做的否定评判，给自己一些视觉上的提醒会对此有所帮助。有些人发现戴一些特别的东西可以提醒他们，如：戴一个新的戒指或手镯，可以促使他们记下他们的否定评判。有些人用易撕贴记下他们的否定评判，并将易撕贴贴在家中或办公室的各个显眼的地方。对你来说，什么方法有效你就使用什么方法。这样的练习持续至少一周，或者直至你开始能够意识到你在做否定评判的时候为止。记录好你是什么时候，在什么地方做出了什么样的否定评判。用下面的例子（表4.1a）来帮助你。

（注：当你完成一个"否定评判记录"时，把它保留好，以便这个章节以后的"解除评判"练习时用。）

表 4.1a 例子：否定评判记录

时间	地点	什么事件
星期天，下午 2 点	家	我想："我讨厌星期天；我总是很无聊。"
星期天，下午 6 点 30 分	家	我告诉我女朋友我不喜欢她今天穿的衬衫
星期一，上午 8 点 30 分	在上班途中的车上	我想我是多么讨厌路上那些开车的人啊，他们开起车来像傻瓜一样
星期一，上午 11 点	工作处	我想我的同事每天问我相同的问题是多么地傻呀
星期一，正午 12 点 30 分	工作处	我想我是多么讨厌我的老板啊，因为他给我买的电脑速度太慢，我工作起来很不舒服
星期一，下午 1 点 45 分	工作处	我对自己非常生气，并叫自己"白痴"
星期一，下午 2 点 30 分	工作处	我在读了报上总统的外交政策后对他感到十分的生气
星期一，下午 4 点 15 分	工作处	我在思考我所在房间墙面油漆的丑陋颜色
星期一，下午 5 点 15 分	在回家途中的车上	我告诉桑德拉她把收音机的声音开那么大是很没有礼貌的做法
星期一，晚上 11 点 30 分	家	我对于自己熬夜熬到那么晚以至于睡眠不足感到很不安

表 4.1b 否定评判记录

时间	地 点	什么事件

全盘接受和初始者的思维

既然你已经意识到了自己的很多否定评判，你离全面使用全盘接受更近了。记住，全盘接受是指你不带评判性和批判性地去观察自己和他人。在前面的练习中，你将自己的注意力集中在了意识自己所做的否定评判上，因为这些否定评判通常是最容易被发现的。但是，其实肯定的评判也同样会产生问题。

还记得前面提到的关于托马斯的例子吗？他把所有的人都分为两大类：要么全好，要么全坏。当他觉得别人好的时候他就喜欢别人，当别人做出让他不太开心的事的时候，他就会生气并且把别人标榜为"坏"人。从这个例子中你看到了即便是对人或事物做出肯定的评判也会产生问题了吧。当你用一种死板的或是事先制订的方式去想一个人将会怎样对待你，那结果便是，你很容易感到失望，因为没有哪个人或哪件东西会是完美的。有时总统也会撒谎，信仰宗教的人也会赌博，我们喜欢的东西有些时候会被破坏，以及我们相信的人有时会伤害我们。结果是，当你把一个人归入到百分之百完美的类别中，如：值得信赖的、神圣的、充满活力的或是诚实的，你会很容易感到失望。

但这并不意味着你永远都不要相信任何人。全盘接受所倡导的是你应该以不带评判性和批判性态度去接近你所遇到的人或事，不要评判它们是好还是坏，是肯定的还是否定的。在某些冥想形式中，这叫作"初始者的思维"（Suzuki，2001）。这就是说你在处理任何情形、任何一段关系的时候，都应该以第一次遇见这件事和这个人的态度来对待。这种"初次的新感觉"可以防止你在处理事件和关系的时候受到老的评判观的影响，同时也给了你足够的时间和空间冷静地进行理性思维。与此同时，将自己置身于一个新的环境中会使你能够更好地控制自己的情感。讲了那么多，大家应该能够很容易明白为什么辩证行为疗法的其中一个目标是致力于帮助你停止评判，不管肯定还是否定（Linehan，1993b）。

练习：初始者的思维

在接下来的练习中，你将练习使用全盘接受法和初始者的思维。这种练习和前面的练习很相似，但是在这个练习中，你得对肯定的和否定的评判都要留意。和前面一样，如果什么视觉上的提醒能够帮助你记下你的评判，就尽管使用它们，如：戴个手镯、戒指，或是用写有"评判"二字的易撕贴等。

这样的练习至少持续一周，或者直至你开始能够意识到你在作评判的时候为止，不管是肯定的还是否定的评判。记录好你是什么时候，在什么地方做出了什么样的评判。如同上一个练习一样，如果你需要的话，做一个"初始者思维记录"（表4.2b）的影印本，折叠后装在裤兜里，这样你一做这种评判时你就可以马上记录下来。你越是能够在做出评价后快速地记录下来，你越是能够快速地学会全盘接受这一技巧，甚至这种技巧会成为你人生的一部分。用本页中"初始者思维记录"中的例子来帮助你。紧接着后面一页空白的"否定评判记录"是留给你做练习用的。

（注：当你完成一个"否定评判记录"时，把它保留好，以便这个章节以后的"解除评判"练习时用。）

表4.2a　例子：初始者思维记录

时　间	地　点	什么事件
星期五，正午12点	和劳拉吃午餐处	我想："劳拉真是一个令人不可思议的天才啊，她可从来不犯任何错误。"
星期五，下午2点30分	工作处	我称自己"无能"，因为我不能够在5点钟之前完成我所有的文书工作
星期五，下午2点45分	工作处	在和母亲通完话后，我想，她把我养大是件多么糟糕的事情啊
星期五，下午5点30分	工作后，在酒吧	我在想，那个酒吧的侍者长得真不错，肯定属于那种可以成为真正好老公的类型的男人
星期五，晚上7点30分	家	我先是因为男友为我做晚餐而赞扬他，后又因为他在我的盘里盐撒得太多而骂他是个白痴
星期六，下午2点30分	购物城	我找到了一条"完美"的牛仔裤，并且认为穿上这条裤子会让我看上去很不错
星期六，下午3点	购物城	我在想商场里有个男的看上去真是太丑了

时　间	地　点	什么事件
星期六，下午 4 点 15 分	家	当我发现那条牛仔裤不适合我时，我生气了，并称自己是白痴
星期六，晚上 9 点	家	我对我的男友发火了，因为他没有帮我把家务杂事干完
星期六，晚上 10 点 30 分	家	我在想，明天将会是一个多么完美的一天啊

表 4.2b　否定评判记录

时　间	地　点	什么事件

时　间	地　点	什么事件

评价和标示

　　希望通过之前的练习，你能够很容易地看出，如果给人们、想法和事物加上所谓的标示——即标榜他们是好是坏，都会在之后导致失望。为了进一步使用全盘接受法，下一步的练习将会继续帮助你监控你所做的一切评判，然后进而帮助你甩掉所有这些的评判。

　　到这一章为止，你已经认识到了很多和作评判有关的问题：

　　1.评判会引发压迫性情绪。

　　2.评判会导致失望和遭受痛苦。

　　3.评判会阻止你全身心地留意眼前发生的事。

　　很显然，评判和批评所产生的其中一个问题是，它们会占据你的思想。在很多情况下，人们可以很容易地被一种评判意见所困扰。或许，你还有过被一种评判意见困扰一整天的经历。困扰你的可能是坏事，也可能是好事。我们应该都有过这样的经历。因此，当你的思想被过去发生的事情或是将来可能发生的事情所占据，你对此时此刻到底会关注到什么程度呢？你很有可能不会太留意。而当这种萦绕于心的想法是对你自己或他人的评判时，你的情感到底有多容易会被触发？答案是：可能很容易，特别是当你是个有压迫性情绪的人时。

练习：解除评判

接下来的解除评判练习是专门设计来帮助你甩掉你脑子里的评判或是其他念头。在上一章中，大家练习了用解除念头的方法来作为一种简单的冥思练习。我们接下来要做的练习也很相似。我们做这个练习的目的是，一旦评判的念头出现，你不要死死纠缠，马上甩掉这些评判。

正如解除念头一样，解除评判也需要使用你的想象力。这个练习需要你在脑中将你的评判形象化，既可以是一幅幅的图画，也可以是一个个的文字，然后你看着这些图画或文字在你的眼前飘过，你不去分析它们，不让这些东西困扰你，就这样看着它们越飘越远，直至消失。其实你可以把它想象成任何东西，只要对你起作用。如果在上一章中你所用的某种想象方式起了作用的话，你不妨在这章中再用用。如果你需要新的方式，下面也有一些他人受益过的方式：

1. 想象你坐在一个田野里，看着你的评判随着云朵一起飘。

2. 想象你坐在一条小溪旁，看着你的评判随着落在小溪中的树叶一起漂走。

3. 想象你站在一间有两个门的房间里，然后看着你的评判从一个门进，再由另一个门出。

只要这三种中有一个对你起作用就很好了。如果没有也没关系，自己发挥想象力创造一个，只要确定你的想象能够服务于我们这个练习所要达到的目的就行了。再重申一下，我们这个练习的目的是让你形象地看到你的评判来了又去了的过程，而这个过程中你不去和它纠缠，不去评判它。

在你做这个练习之前，先回顾一下你前面所填的关于否定评判练习和初始者练习的那两张表，这样做的目的是通过前几周所做的评判来让你再次熟悉自己。你可以将这两张表带在你身上，以便随时提醒自己最近所做的评判。在这个练习当中，你将闭上双眼，用适合你的方式进行想象。然后你会看到你以前做的那些评判在你的脑子里来了又去了的过程，而这个过程中你再也不会为任意一个评判而纠缠、思索很久了。

在练习之前，先好好阅读一下指导说明。如果你喜欢边听指令边做练习的话，你可以用一个录音机将指令录下来，录音机里指令最好是语速比较慢、语调比较平和声音，这样更利于你一边听指令，一边认真地练习这种技巧。当你刚开始用这种技巧的时候，你可以用个定时器或者闹钟，设定3分钟或者5分钟来练习，直至时间到为止。然后，当你对这种技巧越发熟悉后，你可以设定更长的时间，比如8分钟或者10分钟。

指令

　　首先，在一个你不会被打扰的房间里找一个舒服的地方坐下来，切断一切可能让你分心的声音来源，设定一个时间。慢慢地、长长地呼几口气，放轻松，然后闭上你的眼睛。

　　好，下面想象你自己在某个自己所选择的情形中，不管是在一条小溪旁，一个田野里，或是其他什么地方，尽自己最大的努力把自己放在那个情形当中。然后，开始注意你心里的评判，就如同上面的那些练习中你需要把评判写下一样。观察心里所产生的评判，不要停止你的思维，尽力不要因为这些评判而批评自己。看着这些评判出现，然后用之前自己选定的想象方式让这些评判消失。如果你需要参考之前练习中你所做的评判，尽管参考吧，然后你还是需要闭上眼睛，想象这些评判离你远去。

　　不管是什么样的评判，不管大小，重要或不重要，都在想象中看它出现又离去。就这样继续想象下去，用对你有用的方式想象它出现又离去。在这个想象的过程中，千万不要被脑海里的任何评判给缠住，也千万不要批评自己。如果在同一时间有多个评判出现，便想象它们一起出现又一起消失。如果多个评判来得很快，尽力想象它们一起离去，而不要被它们纠缠。继续呼吸，继续想象它们来了又走，直至时间到为止。

　　当你结束的时候，慢慢地、长长地呼几口气，然后慢慢地睁开你的眼睛，将你的注意力转回到房间。

非评判和你的日常经历

　　前面练习的目的是为了帮助你甩掉你的评判，你练习得越多，做起来就会越简单。然后当你有规律地练习至少几周后，你再遇到什么事时，你就会十分轻松地将评判甩掉。希望在不久的一天，当你脑子里产生什么评判时，不管是肯定的还是否定的，你都能轻而易举地将它甩开。如果你是在一个安全的地方，你很有可能将你的眼睛闭上，然后想象脑子里产生的评判飘然离去。也可能你会在和别人交谈的过程中，当有评判产生时，你很容易地就将它甩掉了。到那个时候你就是真正地在使用全盘接受法了。

练习：评判 vs. 当时情况

既然你在前面的章节已经练习了注意自己的想法、感受和感觉，又在这一章练习了注意自己的评判，那么下一步将要做的便是将前两个练习结合起来。在接下来的练习中你要学到的是，将你的注意力在你的评判和你的身体感受两者中来回转移，转移注意力时要很专心。

当你花大量的时间沉迷于自己的想法和评判中，你很容易迷失在你自己的想入非非中，认为这个世界本来应该是什么样。但是，不得不再次提到，这些胡思乱想通常都会导致失望和痛苦。在不断练习冥想技巧过程中，识别并区分你的评判和对当时真实情况的胡思乱想就变得更加重要了。要做到这一点，最简单的方法之一就是密切留意自己的生理知觉——你的眼睛、耳朵、鼻子、触觉和味觉都有些什么反应？通常我们把这个叫作对自己进行"基础训练"。在自己的身体感觉上打下良好的基础可以防止你被你的评判所困扰，这样做同时也可以让你将更多的精力集中在当时正在发生的事情上。

在练习前先阅读下面的指令。你可以在做练习时将这些指令带在身边，也可以将它们用缓慢平和的声音录下来，这样你可以边听边做你的注意力转移练习。

指令

首先，在一个你不会被打扰的房间里找一个舒服的地方坐下来，切断一切可能让你分心的声音来源，设定一个时间。慢慢地、长长地呼几口气，闭上你的眼睛，放轻松。

现在，将你的眼睛闭上，把你的注意力集中在你整个身体的重量上。再把你的注意力放在你腿脚的重量上。然后将你的注意力放在你的手和手臂的重量上。然后将你的注意力放在你头部的重量上。在脑子里从头到脚地对你的全身进行一次扫描，注意你身体每个部位的感觉。不要慌，慢慢来。（这一部分如果是在录音的话，请停留1分钟。）

现在，注意你身体任意部位可能感觉到的紧张感，将那种紧张感想象成烈日下的蜡烛一样慢慢融化掉。再次对全身进行扫描，慢慢地感受你身体任意部位的紧张感，然后继续慢慢地深呼吸。（这一部分如果是在录音的话，请停留1分钟。）

然后将你的注意力转到你的听觉上。注意你能听到的任何来自屋外的声音，仔细聆听那都是些什么。再注意你能听到的任何来自屋内的声音，仔细听那又都是些什么。即便是很细小的声音，如钟表的嘀嗒声、风声或是你心跳的声音。如果你被什么想法打断了，马上把注意力转回来，继续仔细听。用1分钟的时间来做这个，同时继续呼吸。（这一部分如果是在录音的话，请停留1分钟。）

注意听完声音以后，再次将你的注意力集中在你的想法和评判上。注意你脑子里所产生的任何想法或评判，然后用之前成功的想象法，丝毫不牵挂地让它们飘然离去。用1分钟的时间来做这个，同时继续缓慢地呼吸。（这一部分如果是在录音的话，请停留1分钟。）

现在，再次转移你的注意力。这次，将你的注意力集中在你的味觉上。注意你所在的那个房间的气味，是好闻还是怎么。如果你什么气味都闻不到，就注意一下当你在吸气时，空气从你的鼻子进入你鼻腔那种流动的感觉吧。如果你被什么想法打断的话，赶紧将注意力转回到鼻子上来。用1分钟的时间来做这个，同时继续缓慢地深呼吸。（这一部分如果是在录音的话，请停留1分钟。）

当你感觉完所有气味后，再次将你的注意力集中在你的想法和评判上。注意你脑子里所产生的任何想法或评判，然后用之前成功的想象法，丝毫不牵挂地让它们飘然离去。用1分钟的时间来做这个，同时继续慢慢地、长长地呼吸。（这一部分如果是在录音的话，请停留1分钟。）

现在，将你的注意力转移到你的触觉上来。注意你手接触到其他东西的任何感觉。或者，继续闭上你的眼睛，伸出一只手去摸可触摸范围内的任何东西。或者，如果没有什么东西可以被触摸到时，触摸你所坐的椅子或是你自己的腿。注意感受所触摸的东西感觉怎么样。注意它是光滑的还是粗糙的，是易折的还是僵硬的，是柔软的还是坚实的。注意你指尖在触摸到那个物体时的感受是什么。如果你有什么想法使你分心了，赶紧将注意力转回到你所触摸的物体上。用1分钟的时间来做这个，同时慢慢地、长长地呼吸。（这一部分如果是在录音的话，请停留1分钟。）

当你完成注意触摸感后，再次将你的注意力集中在你的想法和评判上。注意你脑子里所产生的任何想法或评判，然后用之前成功的想象法，丝毫不牵挂地让它们飘然离去。用1分钟的时间来做这个，同时慢慢地、长长地呼吸。（这一部分如果是在录音的话，请停留1分钟。）

现在，慢慢地睁开你的眼睛。继续慢慢地深呼吸。用几分钟的时间将你的视觉注意力集中在你所在的房间里。注意房间里的物体。注意房间的明暗度。注意房间里不同的颜色。注意你所处在的房间里的位置。转动你的头四处看看。尽你所能地将一切视觉信息记录在脑中。如果有什么想法使你分心了，赶紧将注意力转回到你所看的房间上。用1分钟的时间来做这个，同时慢慢地、长长地呼吸。（这一部分如果是在录音的话，请停留1分钟。）

当你完成注意视觉感受后，再次将你的注意力集中在你的想法和评判上。不过，这次你要把眼睛睁开。选房间里几样东西来注视。你的脑子继续注意所产生的任何想法或评判，然后用想象法，丝毫不牵挂地让它们飘然离去。如果你实在需要将眼睛闭上也是可以的。但是，一旦想法或评判离去后立即睁开眼睛，然后将注意力转移回你所在的房间。继续监视你脑子里所产生的任何想法或评判，然后用之前成功的想象法，丝毫不牵挂地让想法或评判飘然离去。用1分钟的时间来做这个，同时慢慢地、长长地呼吸。（这一部分如果是在录音的话，请停留1分钟。）

当你将这一切完成后，如果你还有剩余的时间，你可以继续将你的注意力在你的评判和你的身体感受两者中来回转移。当时间到的时候，做3~5次缓慢悠长的呼吸，然后再将注意力转移回房间。

理性地与他人交流

当你还在继续练习正念冥思技巧时，能将这些技巧运用到你和他人的互动中就变得更为重要了。理性地与他人交流是拥有成功人际关系的关键。如果你和他人交往或谈话老是带有评判性，你失去这段关系的可能性就会变得相当之大。在人际效能技巧的章节中，你将会学到怎样以一种健康的方式从他人处询问你所需要的信息。但是现在，我们先看看怎样密切留意你传达给别人的信息。

看看下面的这些话语：

•"你把我整疯了。"

•"你真是个傻瓜，我都想尖叫了。"

• "有时你太让我生气了，我简直想结束一切。"

• "我知道你是故意那样做来伤害我的。"

这些话语的共同性是什么呢？它们都表达了某种情感，例如：气愤、沮丧和伤心。但是更重要的是，它们都是说话人的评判。每句责备的话都是说话人自己感觉的。现在你想想，如果谁这么跟你讲话，你会有什么样的感觉，你会怎么做？你可能会用同样生气的语气去回敬对方，这样做很可能导致更大的争执。最终什么都无法解决。或者你可能从情感上将自己封闭起来，不听他人说话，一走了之。当然，这样做的结果仍然是什么都不能解决。像这样的说话方式，不管是哪种形式的有效交流，都只可能导致失败。因此，我们应该怎样做呢？

其中一种解决方式是将话语中的"你"改成思索后的"我"。

• 思索后的"我"的说话方式是基于你自己理性的感受。

• 思索后的"我"的说话方式能更加准确地描述出你的感受。

• 思索后的"我"的说话方式能使他人不带评判地知道你的感受。

• 思索后的"我"的说话方式更能唤起他人的同情和理解，从而使他人更易于满足你的要求。

让我们看看前四个例子，并将它们从"你"的说话方式改成思索后的"我"的说话方式。

当我们想说"你把我整疯了"的时候，我们可以说成"现在，我感觉要疯了"。你有没有觉得这种说法带有的评判性和责备性少得多？如果某人用思索后的"我"的说话方式来说"我感觉快疯了"，你难道不会觉得你更想和这个人谈谈到底是什么情况让他有这样的感觉吗？你难道不会觉得听到这样的话你不怎么生气吗？

看第二句话。如果我们不说"你真是个傻瓜，我都想尖叫了"，而是说"我现在非常生气，都想尖叫了"。当把"你"改成"我"之后，你能感觉到两句话前后的不同吗？听者不会觉得是在被责备，从而更愿意倾听了。

我们来看看第三句话。如果我们不说"有时你太让我生气了，我简直想结束一切"，而是说"我感到很生气和无助，有时我还变得很郁闷"。

我们再来看看最后一句话。如果我们不说"我知道你是故意那样做来伤害我的"，而是说"你那样做我会觉得很受伤"。

总之，思索后的"我"的说话方式会能够更加准确地表达你的感受，更没有评判性，更能在你需要他人时，让他人愿意并且能够继续倾听你。最重要的是，这样说话的方式更能使你达到你想达到的目的。

练习：思索后的"我"说话方式

下面，我们再来看几个带有评判性的"你"的说话方式，然后你再把它们换成思索后的"我"的说话方式。将转换后的说话方式写在每句后面的横线上。

1. "你让我感觉很恐怖。" _____

2. "我知道你是故意这样做好把我逼疯的。" _____

3. "你为什么老是整得我发疯呢？" _____

4. "你这是在侮辱我。" _____

5. "别在那儿胡闹了；你整得我快发飙了。" _____

6. "如果你不听我的，我今后再也不跟你说话了。" _____

7. "你真是个混球，别闹了。" _____

8. "你简直是个@%&!*#！，我真不敢相信。" _____

9. "你为什么老是那样对我？" _____

10. "有时我觉得你简直太死板了。" _____

你会怎么做？是不是觉得这个说话方式转变的练习变得越来越难了？特别是后面几个句子，那可需要你费费心思，好好想想了。那么下面，我们来看看一些可能的转换方式。

第一句话转换起来可能要简单一些。说话者所要表达的意思就是他觉得恐怖。所以，当我们用思索后的"我"的说话方式来表达的话就应该说成："有时，当你（说什么，做什么，等等）我觉得很恐怖。"

在第二句话中，说话者感觉要疯了，很焦急，或者很生气。所以，当我们用思索后的"我"的说话方式来表达的话就应该说成："当你那样做的时候，我感觉快疯了/很焦急/很生气。"

在第三句话中，说话者感到很生气。所以，当我们用思索后的"我"的说话方式来表达的话就应该说成："我现在感到很生气。"

在第四句话中，说话者感觉是受到侮辱了或是表现得很傻。所以，当我们用思索后的"我"的说话方式来表达的话就应该说成："当你那样做的时候，我感觉自己像个白痴。"

在第五句话中，说话者感觉焦急、累，或是生气。所以，当我们用思索后的"我"的说话方式来表达的话就应该说成："当你们那样戏弄我时，我感到很焦急／很累／很生气。"

在第六句话中，说话者感觉受辱了，感觉自己说的话别人不听，或是说感觉被别人忽略了。所以，当我们用思索后的"我"的说话方式来表达的话就应该说成："当你忽视我时，我感到很生气。"

在第七句话中，说话者的感受可能比较复杂。通常，当你让某人停止做某事的时候，那是因为那人所做的事情伤害到了你或他人。所以此处，说话者可能感觉受到了伤害。因此，当我们用思索后的"我"的说话方式来表达的话就应该说成："你那样做我觉得很受伤。"

第八句更不好处理些，因为说话者用了一些带有侮辱性的言辞来骂对方。说话者这样做，通常表示他是受到了伤害的。因此，当我们用思索后的"我"的说话方式来表达的话就应该说成："当你那样做的时候，我感觉很受伤。"

第九句话虽然使用了一个疑问的方式，但实质上这个问句真真切切地表达出了说话者的感受。和上一句很相似，此句中，说话者仍然暗示了自己受到了伤害，受到了侮辱，受到了轻视，或是其他相似的感受。所以，当我们用思索后的"我"的说话方式来表达的话就应该说成："当你那样对我时，我感到很受伤／很受侮辱（或是别的什么感受）。"

而最后一句是最最不好处理的一句，因为说话者直接用了"感到"这个很主观的词。你很可能觉得这句话已经可以不做任何改变了，但是这句话中隐藏了对他人的评价。说话者真正想表达的意思就是"我认为你太死板了"。但是人们常常会用"感觉"来替换"认为"这个词，以达到将批评隐藏起来或是使评价听起来不那么尖锐的目的。好了，现在你把这些都弄明白了，你就不要再被"感觉"和"认为"这两个词迷惑了。在这句话发生的情况下，我们可以看出他人死板的做法使得说话者感到很不舒服。而事实是，很可能他人根本就没有将说话者的观点考虑到，所以说话者如果这样说就会引起误会和不快。因此，我们应当用思索后的"我"的说话方式来表达，就应该说成："当你不考虑我的观点时，我会觉得不舒服。"

思索后的"我"的说话方式很显然是一种表达你感受和需求更为有效的交流方式，但是这种方式你能不能运用好，还要看你对你心里感受理性的注意能力。

希望通过前两章中的练习后，你已经能更好地意识到你自己的情感，并且能够开始使用思索后的"我"的说话方式来向别人表达你的感受了。

做有效的事

运用成功的交流技巧，如思索后的"我"的表达方式，是辩证行为疗法中所谓的"做有效的事情"的一部分（Linehan,1993b）。这就是说，你在事情发生的那一刻采取恰当的、必要的措施来解决一个问题，处理一个情况，或是达到你的目的，即便你所采取的方式会让你感到不自然，不舒服或是和你的情感意愿相反。例如，你很可能对于上一个练习中所采取的说话方式感到不舒服，但是，为了达到你的目的，你必须对你所想要做的事，想要表达的方式进行修饰，特别是如果你有压迫性情绪就更加需要注意。下面是一些关于做有效的事的例子。

- 你在杂货店里采购一周的食品，但是不幸的是，很多其他人也在做同一件事情。在用了一个小时购物、排队等待付账15分钟后，你感到筋疲力尽。你很累，然后你觉得还要花费那么长时间等待付账，你很想丢下你的购物车，然后就那么走了。但是，如果你真像想的那样做了的话，你要么一周都没有吃的，要么只有另找一个超市重新购物。因此，虽然很累很烦，你仍然忍受着，待在排队付账的行列里。

- 你开车在高速公路上行驶，你左前方的车道有一辆行驶于限定速度之下的车。你感到很生气，你真想冲上去把它撞开。可是，如果你真那样做的话，你和那辆车上的司机都会严重受伤，而且你有很大的可能会被逮捕。因此，你慢慢地开着车，耐心地等待一个超车的机会，或者等待高速公路的出口。

- 你和你一个情感丰富的搭档狠狠地吵了起来。你们两个都在那儿高声叫唤。你感到很受伤，很生气，以至于想走出门，从此断绝和这个朋友的交情。但是，你的潜意识中你也承认，这段长时间的友谊是你最珍惜的友谊，你还是很希望一切都好的。因此，你没有离开，你深深地吸了口气，然后运用了思索后的"我"的说话方式来向你的搭档表达你的感受。

- 你的老板给了你一个新的任务，但其实你还肩负着更多的任务，你的时间已经不够花了。你感到很委屈，很生气，觉得被占便宜了。你生气得想冲着你的老板尖叫，想大骂他，想辞掉自己的工作然后甩手走出办公室。但是你如果那样做的话，会导致你长时间没有收入。因此，你选择了先咬牙忍住，直到你能够冷静下来后再用最好的方式和老板进行交谈。

- 你让你朋友带你去购物，因为她有车而你没有。但是你的朋友说她不能带你去购物，因为她正忙着做其他的事。你感到有些生气，因为每次她让你帮忙你都帮了的。你想冲着她吼，告诉她你认为她是多么不称职的一个朋友。但是，你如果这样做了，你很可能完完全全地失去这个朋友。因此，你没有向她吼，而是另外找了个朋友搭车。

正如你所看到的，做有效的事有时意味着让你做自己不想做的事或是不习惯做的事。从这一点上我们可以看到，冥想是做有效的事情中很重要的一部分。如果你想在事情发生的情况下改变你的行为，你必须注意你脑子里想的是什么，心里感受的是什么，要采取的行动是什么，然后再选择有效的事情来做。

做有效的事也是建立在不要作评判的基础上。在前面我们已经提到过，不管是做肯定的还是否定的评判都会导致失望和痛苦。同样，评判你所处的情形和你所采取的行动也会阻碍你做有效的事情。下面是一个例子：朱迪思的数学老师给她布置了一项数学作业，而她认为作业太难了。"这个作业真荒谬，"她自己在那儿思索着。"他给我们布置这样的作业真是太不公平了。他这样做是错误的。不该被允许这样做。我可不打算做他布置的作业。" 如她想的一样，朱迪思就没有做数学作业。最后的结果是，她不做作业，成了班上表现最不好的学生。朱迪思对于什么是对，什么是错的评判阻止了她做有效的事情。很显然，如果她能够好好理性地掂量一下她当时的想法和感受，不去评价作业好不好，只是尽自己最大的努力去做就不会出现后来的结果。

做有效的事是指在特定的情况下做最有必要的事情以找到问题的解决方案。做有效的事不是指"背叛""放弃"或是"屈服"。

做有效的事是一种技巧，就如同演戏一样。有时为了达到你的目的，你必须以一种特定的行为来规范自己。有时为了达到你的目标，你得表现得很有能力，很有技巧或是很满意，即使你的真实感受不是那样的。帮助你达到你的目的——这就是做有效的事所倡导的。在上面的例子中，朱迪思的目标是在数学课堂上取得一个好的成绩，但是，她的评判和感受阻止了她达到自己的目标。

记住，为了做成有效的事，你必须遵守下面几条原则：

- 仔细留意你的想法和感受。

- 避免评价当时的情况和你的行为。
- 采取能够使你达到目标的合适且必要的行动。
- 尽自己最大能耐去做。

在日常生活中多留意观察

现在，对于这两章的冥想技巧你应该学习得差不多了。你应该能够意识到日常生活中多留意观察对我们大有裨益的吧。但事实上，没有人可以始终保持留意观察一切。人一生中肯定有些时候会忘记这样去做。那么我们该怎么办呢？

《理性地过一生》是一本"活在当前时刻"的手册，心理学家查尔斯·塔特（Charles Tart，1994，p.13）在书中说道："其实要让你自己变得更留意关注不需要费太大的劲儿。你所需要花费的努力其实很少很少。问题的关键是记住去做它，因为我们经常忘记。只要记得住，要做到就一点都不难了。"那么怎样才能记住要留心观察呢？整本书中，塔特博士使用的是一个随时可能发出响声的铃铛来提醒读者时刻注意自己所想所感。当然，如果你不想用铃声来提醒你，你可以选择自己的方式来提醒自己。在本章的练习中，你可能已经用了一只特别的戒指或是手镯来提醒你自己。或者你用的是易撕贴记下一些东西来提醒自己。如果之前的练习中什么东西有用，你就继续用它们作为提醒你理性思维的工具。

然而，最好的方式是不断练习留意观察。你练习得越多，你就越是能够时刻记住要留意观察。作为这一章节中最后一个练习的一部分，我们设计了一个简单的日常冥思训练来帮助你练习这一技巧。即使你已经开始学习其他辩证行为疗法中的技巧了，坚持使用这些技巧并做一些其他的冥想练习仍然是十分重要的。因为冥思技巧或者说理性思维技巧对于整个辩证行为疗法的有效性都是十分重要的。冥思技巧被称作"核心"技巧（Linehan, 1993a）。

日常冥思训练

你的日常冥思训练是由你已经学到的三种技巧所构成的：

1. 正念呼吸。
2. 慧心冥想。
3. 理性地去做事。

正念呼吸是你在第3章"基本的正念技巧"中学到的。记住，要想有意识地呼吸你需要注意以下三点：

1. 你得去数你的呼吸次数。这可以帮助你集中注意力，同时也可以在你分心时帮助你把思想平静下来。

2. 你需要将精力集中在呼吸这一生理体验上。你可以通过观察你呼气和吸气时胸腔的一起一落来做到这一点。

3. 在你呼吸的时候，你需要注意所有产生的打断你思维的想法。然后，你需要丝毫不牵挂地让这些想法飘然离去，不要纠缠其中，就如同在"思想解脱"练习中做的一样。将打断你的想法甩开可以使你把精力重新集中在你的呼吸上，同时进一步使自己平静下来。

每天至少练习正念呼吸3~5分钟。当然，如果你想练习得更久一些是完全可以的。记住，你练习冥想越多，当你遇到什么事的时候你就越能够控制住自己，更能使自己平静下来。如果你想参考正念呼吸练习指令，你可以参阅第3章。

慧心冥想这一技巧是在这章早前学到的。它可以帮助你将你的注意力集中在你的慧心中心，有时被叫作直觉中心或是"肠感中心"。记住，慧心冥想只是有些人认为有效的作出决策的过程。这个技巧包含了用情感思维和理性思维两个部分，也就是说在运用慧心所作出的决策，需要将你真实的感受以及真实的情形都反映出来。这个技巧也能帮助你依照直觉作出正确的决定。慧心冥想这一技巧帮助你基于身体对一个决定的反应以及你内在的知识（你内心觉得正确的）来作决定。这个技巧也需要你每天练习至少3~5分钟，你愿意也可以练的时间更长。

当然最后，你每天的日常冥思训练还包括认真留意地处理日常事务。也就是说，你需要用这种方法去处理每天发生的事。你可能会觉得你又要学一个全新的技巧，但实际上并非如此，因为你已经通过前面的种种练习把每一步该学的都学到了。那么现在就要求将理论运用到实践上来，即将之前的练习运用到你的生活的点点滴滴中。不管你是说话走路，还是吃饭洗澡，你都要将注意力集中在你当时的思想、情感、身体感觉以及行为上来，而且这个过程中你不能加以任何的评判。实际上，这就是运用前两章你所学到的技巧做的一个综合练习。

做这个综合的冥思练习，你需要做到以下几点：

- 将你的注意力集中在你的思想、情感、身体感觉以及行为上来，并且在它们之间进行转换。这样做的目的是让你留意体会眼前的感受。

- 毫不牵挂地让你脑子里所产生的任何分散注意力的想法或评判飘然离去。这样做的目的是为了让你不分心，而将注意力完全集中在当前所发生的事情上。
- 用全盘接受法来保持不带评判性。
- 用慧心作出健康的决定。
- 做有效的事来达到你的目标。

一些人发现用下面这种记忆法很有效，可以提醒他们全心关注自己所做的事。我们一起来看看这种方法：

"冥想像一团火焰（FLAME）。"

将注意力集中（Focus）在事发当时。

使（Let）其他分心的念头和评判都被抛掉。

用全盘接受（Acceptance）方式来保持不带评判性。

用慧心（Mind）来作出健康的决定。

做有效的（Effective）事来达到你的目标。

下面让我们来看看，通过用第3章、第4章中所学到的所有技巧来留意关注眼下的所作所为的例子。

学习完前两章以后，洛莉塔开始尽量用留意关注技巧来处理日常事务。她甚至在晚上刷牙的时候也留意关注。首先，她将注意力集中在她拿牙刷的手的感觉上，以及她挤牙膏时牙膏筒的感觉上。同时，她站在洗漱间的镜子前时，她也很注意自己身体的感觉。她在感受自己在洗漱池前身体的重量是怎样的。然后，当她开始漱口时，她开始注意嘴里的味觉，牙刷毛触到她的牙龈的感觉，以及她在刷的时候她手臂运动起来的感觉。一旦当有什么其他的念头产生时，如白天所做的什么事情，她马上想象这些念头随着一片落在小河里的树叶漂走。如果她脑子里产生什么对他人的评判，她也会用相同的方法让这些想法飘然离去。然后她会马上将自己的注意力转回到她呼吸时胸腔一起一落的感觉上。洛莉塔做得很不错，因为她将这种练习落实到了刷牙这种小事上。当然，这一天中其他时候她做其他事情时，她也尽力做了这种练习。当她洗碗时，她将注意力集中在水冲到她手的感觉上，以及清洗剂的气味上。当她做饭时，她很注意感受炉灶的热度，自己胃里饥饿的感觉，以及水烧开的声音。当然这个过程中也会有一些带有评判性的感受，那便是她时不时会想到她的丈夫是否会喜欢她做的晚餐。但是她都尽自己最大的可能让这些带有评判性的想法走开，然后将精力完全集中在做饭这件事情上来。

类似的，斯科特也尽量将自己的注意力集中在自己一天当中所做的事情上。当他走路时，他将注意力集中在脚踩在路面的感觉上，他有时甚至会细到去感受走动时脚上袜子移动的感觉。然后，他又会将自己的注意力转到他所看到的事物上。他一边走一边用眼睛扫描经过的事物，同时在脑子里记下笔记："现在，我看到了一位妇女、一棵树、一栋建筑物"等等。当有其他想法打断他的思路时，他马上想象那些想法从一扇门进入，再从另一扇门出去。同样，如果他脑子里产生了对某个他喜欢的人或是地方的积极的想法时，他也尽量让这些想法走开。比如，有一次他想："看，那是迈克。他上次借给了我20美元。他是世上最好的人。我要是像他一样该多好啊！"斯科特知道他一时半会儿是甩不掉这个念头的，但是为了不在这个念头上纠缠，他尽最大努力，用各种方法甩掉它。如果这种念头一会儿又来了，他又用尽各种方法尽力甩掉它。

显然，在运用这个技巧时，最大的挑战是当与他人交往时。和某人讲话或争吵时想要做到密切留意就变得很难了。但是也正是这种时候最需要一个人能够做到这一点，特别是对于那些有压迫性情绪的人。下面举个例子。

克拉尔练习这种技巧已经有几周了。一天，她和她的朋友劳拉打算一起去购物中心看一条新裙子。有时克拉尔担心劳拉确实不喜欢自己。所以，当劳拉提出某种建议，克拉尔就会尽全力去满足她，因为她担心失去与劳拉的友谊。但是，克拉尔并不喜欢劳拉总是迫使她做这做那。

一路上，克拉尔开着车，尽量将注意力集中在自己的行为上。她仔细去感觉手中的方向盘，感受坐在座椅上自己身体的重量，感受呼吸时自己起伏的胸腔。她当然也很注意她所看到的一切，尤其是其他车辆。同时，她一边开车，也一边十分注意劳拉在和她说话。这个过程中，她很自然地就会对劳拉产生一些评判，克拉尔还是尽力将这些想法甩开，但是有些想法容易被甩开，有些却很难。

当她们到达购物中心时，克拉尔有很多机会使用全盘接受法。在逛的时候，有些店她喜欢，有些她不喜欢。起初，她还是很有信心在她喜欢的店里找到一条"完美"的裙子，因为她喜欢的店里通常都有"最好"的衣服。但是很快，克拉尔意识到了她之前所作的肯定积极的评判，她马上甩开了这些评判。这样一来就好多了，因为她所喜欢的店里都没有看到她想要的那种裙子。如果在过去，她肯定会很受打击，很难过，因为所谓"希望越大，失望越大"嘛。但是因为她使用了全盘接受法，她的那种不带评判的态度使得她能够使用更健康的方式来处理当时的情况。

后来晚些时候，克拉尔和劳拉两人在一个高档一些的店里看裙子，这些裙子都很贵，很多都超出了克拉尔可承担的范围。然而，她和劳拉在这个店里都找到了自己心仪的裙子。劳拉立即开始劝说克拉尔买下这条裙子，劳拉说："别担心价格。"克拉尔穿上这条裙子，看着镜子里的自己，她爱上了这条裙子，把价格抛在了脑后。克拉尔正准备买下这条裙子时，她突然想起了用慧心这一技巧来帮助她作下决定。她的情感思维告诉她喜欢这条裙子，而她的理性思维提醒她的信用卡上已经欠了很多钱了，而且这条裙子也太贵了。克拉尔缓慢地深吸了口气，她把手放在腹部的"慧心中心"。她感觉自己的腹部很紧张，一点儿都不高兴和兴奋。她立即意识到了买下这条昂贵裙子的决定是错误的，因此她将裙子退还给了售货员，离开了那间商店。

克拉尔为自己作出了一个正确的决定而感到自豪，但是注意，戏剧性的事件还没有结束呢。劳拉开始开克拉尔的玩笑，她说克拉尔太抠门儿，太节约了。这样，克拉尔的脑中充满了对劳拉的评判。她尽力让这些评判走开，但是劳拉不停地嘲弄她，克拉尔唯一想做的就是离开购物中心，把劳拉扔回家。从克拉尔的内心来说，她很想冲着劳拉尖叫，但是她知道那样做会导致一场激烈的争吵。克拉尔心里想："此时此刻应该做些什么有效的事呢？"她意识到她能做的就是马上安全迅速地离开那儿，以避免一场之后她可能会后悔的争吵。

克拉尔一边听着劳拉的指责，一边安静地开着车往回走。当她把劳拉送到家后，她终于释怀了。过了些时候，当克拉尔不再感觉那么生气时，她甚至有了勇气打电话给劳拉，将发生的一切和她探讨。在探讨的过程中，克拉尔成功运用了思索后"我"的说话方式，如："当你嘲弄我时，我可伤心了！"这样的话语。劳拉完全理解了这一切，并向克拉尔道了歉。克拉尔对自己能够用一种新的、更健康的方式来处理问题而感到无比自豪。

注意自己的冥思行为

很显然，要想变得像上个例子中克拉尔那样理性还需要做很多练习。我们希望的是，你能够从这些练习中看到使用这些技巧的益处。

在第3章"掌握正念的基本技巧"的开头，你已经学了三个学习冥想技巧的主要原因：

1.正念技巧会让你在当前的时间里专注于一件事情，这样你能更好地控制和舒缓你的压迫性情绪。

2.正念技巧可以帮助你学会识别和区分主观判断和实际体验。

3.正念技巧可以帮助你开发你的慧心。

不过，要想立即变得永久性的理性是没有捷径可走的。但是正如查尔斯·塔特博士所说的，学习善于密切观察并不是一件费力的事；你只需要时刻记住按照那样去做就行了。当然，我们希望的不仅仅是你记住去做，而是希望这些技巧能够对你起作用，能够帮助你。有一种方法是用填写"每周冥思活动记录表"（表4.3）的方式来提醒你记住每天做这样的练习。多复印几张表格，每周都按照表中的要求记录下你使用呼吸正念、慧心冥想以及密切留意自己的所作所为等技巧的频率。

在"正念呼吸"和"慧心冥想"两栏的填写中，请记录下你做这种练习时所用的时间。这个可以帮助你跟踪自己做这项练习所取得的进步。在"密切留意自己的所作所为"那一项里，记录下你在什么地方做了什么事。

然后，在"其他冥思练习"的那一项中，记录下你在那一周中所做的其他冥思练习。

记住，这些冥思技巧可是辩证行为治疗的"核心"（Linehan,1993a）。所以即便你已经开始学习运用这本书中其他的技巧了，你仍然要继续使用冥思技巧。

表4.3　每周冥思活动记录表

时间：_____

星　期	正念呼吸	慧心冥想	密切留意自己的所作所为	其他冥思练习
星期一	时间：	时间：	事件： 地点：	

星　期	正念呼吸	慧心冥想	密切留意自己的所作所为	其他冥思练习
星期二	时间：	时间：	事件： 地点：	
星期三	时间：	时间：	事件： 地点：	
星期四	时间：	时间：	事件： 地点：	
星期五	时间：	时间：	事件： 地点：	
星期六	时间：	时间：	事件： 地点：	
星期天	时间：	时间：	事件： 地点：	

冥思练习的阻碍或障碍

在冥思练习的过程中遇到内在的阻碍（或障碍）和困难是很正常的。可能你们不知道，有一些阻碍其实是很长时间以来冥思老师和练习者所公认常见的。

这一章的最后一部分的目的是帮助大家认识五种常见的冥思练习的阻碍（或障碍）以及一些帮助你巧妙处理这些阻碍的建议。

五种冥思障碍

欲望、厌恶、困乏、焦躁和疑虑是五个长期以来被公认了的冥思练习的主要障碍。

在你做冥想练习（准确地观察而不作评判）的过程中，如果这五种状态会让你脱离现实或使你迷失在干扰你做冥想练习的思想和情感中，那这五种状态就成了冥想中的阻碍。然而，它们完全可以不成为阻碍。事实上，如果你愿意去认识、观察和学习它们，它们会成为你的良师。

- 欲望是指一种希望事情变得不一样的想法，而且是要马上变得不一样。它可能是希望一种不同的感觉经历（比如："感觉好些"或"感觉高兴和平和"），也可能是希望变成一个不同于现在的自己的另一个人（比如：成为一个"完美的人"或是"完美的思索者"）。
- 厌恶是指对所做的事或感受到的事物感到恶心生气。厌恶还包括对目前的经历有着其他形式的抵抗，如：感到无聊或是害怕。通常，你所做出的评判和你所产生的评判性想法便是一种对厌恶的宣泄。
- 困乏是指一种昏昏欲睡、无力、反应迟钝的感觉。产生困乏一个很重要的因素是身体的疲乏。但是第二种因素实际上是一种大脑和身体因为害怕或痛苦而产生的抵抗情绪。把这两种因素区分开是十分重要的。
- 焦躁是和困乏相对的。焦躁可能会让人感觉非常的不舒服。它是一种思想、感觉和感受的"暴风雨"。焦躁会让人坐立不安，并且十分让人分心。
- 疑虑是一种内心的声音。这种声音告诉你："我不能应付这件事。我不知道该怎样做。这对我有什么好处呢？这肯定对我不起作用。"疑虑的表现方式通常是在脑子里产生疑问或是对所发生的事情感到害怕和抵制。

理智地对待障碍

对付这些障碍最首要的一点是把你所经历的阻碍本身作为你冥想的对象。顺其自然地、不加抵触地去接受所发生的一切。平和地将注意力集中在欲望、厌恶、困乏、焦躁和疑虑上，仔细地观察它们，由它们以任何形式显露出来。一次次、耐心平和地将你的注意力转移到这些阻碍上去，仔细地去品味并命名这些阻碍，然后看你能从中学到些什么。这个内容可以以多种方式呈现出来，如：通过思想、记忆、感觉和身体知觉等。

下面我们就每一种障碍做具体讲解，你或许会从中受益：

- 对于欲望而言，记住，不管你的欲望一次又一次地得到满足，你总是会有更多的欲望。这句慧语会帮助你抵抗更多的诱惑并从中学到很多东西。

继续去留意并命名你的欲望，但不要奉行。

- 对于厌恶而言，把愤怒和厌烦当作你最强有力的老师。下决心去从中学到一些东西。如果你能够通过建立同情心、善心和宽容心来平衡你的厌恶感的话，你会受益匪浅。

- 对于困乏而言，把它当作一个考验你全身心投入注意力的一个情形。这样就可以帮助你坐得更直，甚至想站起来。用冷水洗一下脸，稍做休息，做点别的，比如：走着进行冥思等。

- 对于焦躁而言，除了将它作为冥思对象以外，它还可以帮助磨炼你注意力集中的能力。把精力集中在一个小一些的事物上，比如：将你的注意力集中在你的鼻尖，练习有意识地呼吸技巧或放松，或者你可以数你的呼吸次数，从1数到10，然后再从10数到1，这样反反复复，直到你的焦躁情绪逐渐平息下来。

- 对于疑虑而言，当你心不在焉的时候，疑虑可以帮助你全身心地将注意力集中在所处的情境当中。其他治疗疑虑的方法是和冥思老师谈谈，或是和其他受到同样困扰的人交流；也可以是阅读关于别人怎样处理疑虑的书籍，等等，从而获得启发。

最后，记住，一定要用一种善意的、感兴趣的、不带评判的态度去对待所出现的阻碍（或障碍）。当你能够把它们当作老师时，就不再称其为阻碍了。

5
进一步探索
正念技巧

正念与冥想

正念技巧作为辩证行为疗法的核心，实际上是直接和一种更广义、更古老的传统冥思法有很大关系。因为更广义的传统冥想法是与正念相关的经验和智慧的有机结合。对于那些对冥思感兴趣的人来说，不论他们寻求的是进一步的心理或生理健康、丰富自我，还是提高精神境界，这些经验和智慧都可以提供给他们更多的东西，给予他们更大的益处。

这一章旨在通过尝试一些古老传统的冥思法带领大家进一步探索正念技巧。这些古老传统的冥思法现在常常出现在许多用以正念为基础的治疗方法来治疗健康问题的临床实例中。

希望通过这一章的学习，大家能够进一步领会到正念的强大有用之处，并且能够通过掌握正念进一步在精神上支持你自己，让自己更快乐，并且逐步激发你的"慧心"。

莱恩汉作为辩证行为治疗的创始者，提出更广泛意义上的正念冥想。她曾谈到作为辩证行为治疗的核心的正念技巧是"来自东方精神训练的心理和行为的冥想"。莱恩汉接着谈道："在研究辩证行为治疗的过程中，我实际上是从禅宗里汲取了大量的精华，但是正念与很多西方沉思（尤指感觉上帝同在的沉思）以及东方的静坐专念练习是可并存的。"（Linehan，1993b，p.63）。

在过去的大约30年间，很多健康咨询专家都开始对正念法感兴趣，被广泛地应用于治疗各种与健康有关的疾病当中，从慢性疼痛的困扰到对癌症的焦虑抑郁。在正念冥思法用于西方健康保健方面，古老传统的各种沉思法和冥想法都提供了有价值的见解和帮助。

虽然很多人（如：莱恩汉）以传统的方式为向导，从中汲取了许多精华，但实际我们用于与健康有关的治疗却与信仰和宗教没有任何关系，同时也没有承载任何文化要求。我们书里所倡导的正念冥想目的就只是为了人的健康。这一章将要讲到的练习也同样适用于任何一个对正念法感兴趣的人。

首先，你需要了解善良和同情的"真挚的"品质所起的作用，以及这些品质是怎样扎根于正念行为中的。

然后，你会学到怎样通过去感受每一次呼吸，感受广阔的空间和世间万物的宁静来加强核心正念。

善心、同情心，广阔和宁静——这一章将带你更有意识地去体会这四种品质，并且发现它们的强大力量以进一步深化你的正念。

用善心和同情心来增强你的正念技巧

在辩证行为疗法中，核心的"怎样"技巧是不带有评判性的。在由乔·卡巴金及其他一些人创建的用正念法来减轻精神压力的疗法中，不加以评判是正念法中所要求的七个态度中的第一个，而其他六个分别是：有耐性、初始者的思维、信任、不强求、接受和释放（Kabat-Zinn，1990，p.33）。

然而，你可能注意到，要想总是不带评判似乎不是那么容易。事实上，评判与批评这两种习惯几乎是深深地埋藏于每个人心中的，其中的原因有很多。

比如，一位非常受尊重的冥思老师克里斯蒂娜·费尔德曼（Christina Feldman）观察到"注意力、意识、理解和同情构成了所有冥思体系的骨架。"她接着说道："同情心是冥思的基本原则。冥思不是自恋的过程，它是爱、正直、同情、尊重和敏感的基石。"（Feldman，1998，p.2）。

近些年来，健康心理学家已经开始更深一层地去观察研究"积极"的情感和态度，以及它们在促进健康方面所起的作用。积极心理健康咨询的丰富传统是建立在心理学家戈登·奥尔波特（Gordon Allport）和亚伯拉罕·马斯洛（Abraham Maslow）20世纪60年代的研究成果基础之上的，而且这种传统还在不断地发展。这些研究很大程度上是由开发人类潜能的兴趣所激发的。开发人类的潜能是自古以来冥思的首要目标。

现代健康心理学家和研究员邵娜·L. 夏皮罗（Shauna L.Shapiro）和加里·E.R. 施瓦兹（Gary E.R.Schwartz）写下了冥思所带来的积极的一面。他们指出，正念冥思是关于怎样使人集中注意力。除了之前卡巴金所提到的冥思所要求的七点态度外，夏皮罗和施瓦兹还另外有五点建议，这五点是用来强调正念的"内心"品质。它们分别是：感激、平和、慷慨、神会和慈爱（Shapiro & Schwartz，2000，pp.253-273）。

慈爱需要特别地讲讲。这一点被冥思老师莎朗·萨兹伯格（Sharon Salzberg,1995；1997；2005）所大力推广。当健康护理专家更进一步地了解慈爱这一特质后，这种冥想形式在各种健康护理中心变得越来越流行，它有助于加强正念，对伤痛有潜在的愈合功效。

有人把慈爱描述成是一种深厚的友谊或友善，体现在同情和珍惜中，充满了宽恕和无条件的爱。它是人类与生俱来的一种深层次的能量，或者至少是人的一种潜在能量。当你目睹一位母亲轻柔地关怀她的孩子时，便是这种特质的一种表现。

慈爱这一特质可以成为你正念冥思练习的得力助手。你所需要做的就是在你注意某个事物时，承认并允许将善良和同情融入到你的思索中。在冥思的时候融入同情心、爱心和善心可以使你免于评判和批评，同时也可以帮助你在辩证行为疗法中的"怎样"技巧中做到真正地不带评判性。

练习：练习冥思达到善待自己和他人

下面是一个简单的冥思练习，目的是为了培养你对自己、对他人的慈爱友善。这个练习不论什么时候你都可以练，你想练多久都没有关系。把这个练习作为你正式进行正念训练的一个引入练习。

指令

给自己找一个舒服的姿势坐着或是躺着或是站着。呼吸几口气，将自己的思绪和注意力转移到呼吸和身体上。尽量让自己的心灵打开，使自己能够和自己内在交流。

现在，把你的注意力转移到你自己身上。你对自己的善心和同情心有可能是对你整个人的，也可能只是你的局部身体，例如身体受伤处或是情感上的痛楚。

想象和自己轻柔小声地说话，这种声音就像是一个母亲在安抚一个受惊吓或是受伤的孩子一样。你可以用诸如这样的言语："我能够受到保护很安全吗？""我能快乐吗？""我能身体健康吗？"或"我能安逸地生活吗？"，等等。你也可以自己创造一些能够让你感到舒服平静的话语，这些话语中所表达的一定要是你想要的，如：安全、安逸、快乐，等等。总之，选择一句对你有用的话语，然后每当你这么对自己说的时候都要全身心地投入其中，让自己笼罩在善心和同情心下。

再次对自己重复你的话语，重复的口气要像在给一个婴儿唱摇篮曲一样。这个练习最好采用循序渐进的方法。刚开始你可以只练习几分钟，在后面的练习中时间可以越来越长。

如果你愿意，你可以把关怀对象变成你的一个朋友，或是你所知的一个遭遇麻烦的人。你当然也可以把关怀对象变成很多人，如"我所有的朋友们"或是"我的兄弟姐妹们"。

如果你愿意，你可以试着去关怀生活中你觉得难以相处的人。试着把你友善的祝愿给予他们，然后看看你内心的反应。试着去关怀你觉得不好相处的人并不是为难或伤害自己，而是试图明白他们也是想寻求快乐的人。这样做可以改变你和这些你之前觉得不好相处人的关系，并且将你从怨恨的情绪中释放出来。

请记住，通过慈爱冥思，你很可能经历很多不同的感受。有些甚至可能让你心烦意乱，如：伤心、悲痛或是恼怒。如果你有这样的感受是很正常的，因为当你在练习慈爱冥思时，内心深处的情感很容易被释放出来。而这种情感的释放实际上是你心灵上自我治愈的过程。你所需要做的就是关注并尊重自己所有的情感，并继续练习下去。

留意世间的广阔和宁静来加深冥思

辩证行为疗法中的正念核心包括观察中的"什么"技巧和不带评判中的"怎样"技巧。但是由于一些旧习，要真真正正、完完全全地做到不带评判通常是很难的。当你觉得很难集中精力，仔细地去观察事物，或者很难做到不带评判时，可能主要是因为你没有足够地让自己放轻松，你很可能是因为过分关注某件事情影响了自己而不能完全地将自己的情绪舒展开。

冥思老师常常用大海来比喻人的整体，而与之相比你的想法、评判或是生气害怕的感受却如同大海的海浪。海浪和大海是不可分割的。尽管有时海浪来势凶猛，但它仍然是海水，仍然是大海的一部分。也就是说，你的整体就像大海，而你的感受、想法等却像大海的海浪一样，总是起起伏伏，时隐时现，然而它们的精髓——大海，却一直存在。

我们很容易被海浪所感染，即被我们的感受、评判等所感染而失去自我。练习正念冥思，学会区分理性思维和情感思维后，你就不那么容易被你的感受等所感染，你就更能够找回真正的自我。

通过不时地将你的注意力有意识地转移到常常被忽略、被认为理所当然的事物上，或者说通过做选择世间的广阔和宁静作为冥思对象的练习是非常有效的，你的思维可以变得更加灵活，更加理性，更容易打破习惯性思维的旧习。

练习：冥思——内外的广阔

下面的两个冥思练习旨在培养你感受内在和外在的广阔（即世间的广阔和人心胸的广阔），以及内外的宁静（即世间的宁静和人心的宁静）。

带着好奇心和好玩儿的心态来做这个练习。你不需要假装是某人或者你身边发生了某事，你就是你自己。

当然，你可以设想你已经拥有了如同大海一样的广阔和宁静，你唯一要做的是让这种广阔和宁静重新进入你的意识中去。所以，这样一来，你根本不需要做什么，你只需要将注意力放在你早已拥有的东西上。

指令

选择一个舒服的姿势。深深地呼吸几口气，然后将你的注意力集中在你的呼吸上。

当你感觉情绪稳定下来，精力可以集中了以后，将注意力放在所有的声音上，好好地去感受你所听到的声音，不要对其做任何的删减（言下之意就是说你在听声音的过程中不要有任何的杂念）。

一边深呼吸，一边注意自己的呼吸和周围的声音。

好，现在把你的注意力放在每次呼吸的间隙，也就是让你的注意力停留在呼出上一口气和吸入下一口气的间隙时间里。一旦有分心，要马上能够将注意力转回。

当你感觉到周围的声音能够吸引你的注意力时，首先注意声音，然后再注意声音间的间隙。注意去感受声音是怎样时大时小，时轻时重，时远时近，以及为什么声音与声音似有间隙又似乎重叠。注意去感受为什么所有的声音可以容在空气这个大容器里。让你的注意力停留在这些来来去去的声音里。

如果你愿意，睁开你的眼睛，看看眼前的一切。你能看到些什么？物体！那肯定是能看到的。但是你能看到物体与物体间的空间吗？让我们来更加仔细地观察一下，注意看物体和物体之间的空间以及空间的形状。这次你能看到容纳那么多物体的广阔空间了吗？再放轻松，再仔细看看。

只要你愿意，你就可以练习将注意力放到空间上，既可以用正式的冥思练习方式（如之前介绍的注意呼吸感、声音感和观察事物感），也可以用非正式方法练习，只是要注意生活中不同的事物或情境。

你还可以练习将注意力放在你脑子里想法或感受的间隙。你能够放轻松，让你的思维和感受产生，然后发生变化，然后将其间的间隙留出来吗？

练习：冥思——万物的宁静

指令

选择一个舒适的姿势。深深地呼吸几口气，然后将你的注意力集中在你的呼吸上。

当你感觉到你的注意力转移了，如转移到了一些想法或是声音上，你不必去刻意甩开它们，也不用刻意跟随下去。只是平静耐心地让你的呼吸回到你的注意力上。

你在练习呼吸中进行冥思时，你可能会感觉到你内心的一种平静感油然而生。刚开始时，这种平静感可能只是一闪而过，但是你千万不要泄气。静静地等候这种平静感的到来，继续去感受这种平静，在这种平静中完全放松。起初，你会觉得这种平静是一种感觉上的平和与舒适。然后，只要你的思绪能够平缓下来，你就会很容易感受到这种平静的到来。

有时，这种平静更像是一种安静。不管你感觉到哪种安静，如声音与声音间的安静或是思绪与思绪间的安静，都让你的注意力停留在那儿。

仔细倾听所有来往的声音。不要将注意力停留在某一个声音上，而是停留在声音与声音的间隙上。当你的注意力稳定了以后，感受声音是怎样产生又是怎样消失的。让你的注意力停留在等待下一个声音前的宁静里。

结束语

　　正念训练是在练习一种久远古老的，经过了无数人长期发展的传统。很多冥思老师指出，在练习冥思时，要求加入你的善心和同情心。经过不断地练习，你会变得越来越专注，你会变得更加的完整（主要指精神方面），你会更加感受到世间及你自己的广阔和宁静（主要指内心、精神方面），你会变得更加聪明，从而你生活态度和生活经历会发生很大的转变。这一章主要介绍了一些传统正念冥思法中有价值的学说——将注意力集中在善心、同情心、事物的广阔和宁静上——从而挖掘出你自身更大的、令人吃惊的潜力来治愈和丰富自己的人生。

6

情绪调节的
基本技巧

你的情绪：它们是什么

简单说来，情绪是身体内部的信号，它告诉你正在发生的事情。当好事发生在你身上时，你感觉很不错；但当坏事发生在你身上时，你会感觉很糟糕。在很多情况下，情绪就像是一个不断更新的新闻中心，告诉你正在做的和正在经历的事情。

你对所发生事情的第一反应被称为原生情绪。这些强烈的情绪迅速出现，而且没有经过对所发生的事情的思考。例如，假设你赢得了一场比赛，你可能马上觉得很惊讶。当你关心某人去世时，你马上觉得悲伤。而当有人冒犯你时，你会觉得很生气。

但是，在经历了最初的"原生情绪"之后，有可能会经历衍生情绪。它们是对你原生情绪的情绪化反应。或者换句话说，衍生情绪是对你感受的感受（Marra，2005）。举个简单的例子。因为艾瑞克的姐姐做了一些让他很生气的事情，艾瑞克冲他姐姐大叫大嚷。但没过一会儿，艾瑞克就对自己向姐姐发这么大火感到很内疚。生气是艾瑞克的原生情绪，而内疚则是他的衍生情绪。

不过，单一的原生情绪有可能会引起多种衍生情绪。这有一个更复杂的例子。邵娜变得有些忧虑，因为她在工作中被要求作一场报告。随着日子的临近，想到自己变得如此的忧虑，她变得压抑起来，然后她为自己连一个简单的报告都搞不定而认为自己很没用。结果，在报告后，她又为自己如此的小题大做而感到有些内疚。你可以看到一个人的情绪可以在短时间内变得非常复杂。忧虑是邵娜的原生情绪，而压抑、无用的感觉和内疚都是由忧虑引起的衍生情绪。

原生情绪有可能会无限制地引发一系列痛苦的衍生情绪，从而造成比最初的情绪大得多的伤痛。因此，在令人痛苦的情况下，分辨出哪种情绪才是最初的原生情绪是非常重要的，这样你才能在衍生情绪淹没你之前学会对付这种感觉。而这正是情绪调节技巧发挥作用的地方。情绪调节技巧是辩证行为疗法的重要组成部分，因为它们能帮助你以一种全新的和更健康的方式对付痛苦的原生情绪和衍生情绪（Dodge，1989；Linehan，1993a）。

这些技巧特别有用，因为没有这些技巧，人们经常选择只会使他们遭受更多的痛苦的方式来对付原生和衍生情绪。在邵娜的例子中，很容易想象她会使用酒精或毒品来对付忧虑的感觉，乱剪乱划或是自言自语来应付压抑的感觉，或是暴饮暴食来对付内疚的感觉。这些都是人们在面对压迫性情绪时经常使用的有害策略。因此，学习本书中的情绪调节技巧是非常重要的，这样你才能以一种更健康的方式对付你的原生和衍生情绪，同时避免时常伴随这些情绪的更长期的痛苦。

情绪调节技巧在处理另一个被称为矛盾性的问题时也非常重要。当你对同一件事有着不止一种的情绪反应，而且不同的情绪将你带往不同的方向或是想做不同的事情时，矛盾性就会出现。例如，蒂娜是在没有父亲的环境下长大的。但在她25岁时，她的父亲联系上了她，并想要见一见她。蒂娜对有一个机会能够重建与父亲的关系而感到兴奋，同时她也对父亲曾经抛弃自己和家庭而感到愤怒。很明显，蒂娜的情绪分裂了，而在怎样处理这件事上，她被分裂的情绪导向了两个不同的方向。

如果你曾花了很长时间处理那些压迫性的情绪，很容易理解在控制自己的情绪反应时可能会感到挫败或是绝望。但是请记住，就算控制自己的原生情绪反应可能很困难，你仍然有希望学会如何控制自己的衍生情绪反应和如何选择正确的方式来对付自己的情绪。而且，当你开始使用本书所提到的所有技巧，特别是其中的正念技巧时，你甚至可以对原生情绪有更多更好的控制。

情绪是怎么起作用的

情绪是你身体中的一些电化学信号，它们使你留心到正在发生的事情。这些信号常常从你的视觉、触觉、听觉、嗅觉和味觉开始。当这些信号到达你的大脑时，它们会在一个被称为中枢边缘系统的区域得到处理，这个系统专门负责对情绪的留意和处理，这样你才能对各种情绪化的状况作出反应。中枢边缘系统同时也与大脑和身体的其他部分关联，这样它才能告诉你在不同的情绪化状况中，你该如何反应。

各种原因使得情绪显得非常重要，特别是你的生存。来看个例子。当路易丝正走在街上时，突然一只很大而且处于愤怒状态的狗一边冲她狂吠一边向她冲了过来。在那一瞬间，一个情绪化信号从她的眼睛和耳朵发送到了她的大脑。她的中枢边缘系统立刻在她还来不及思考时处理了这个信息。处理结果有两种：打或逃，这个结果决定了路易丝是否留下来与这只狗进行打斗或者立刻逃跑。她明智地选择了逃跑，她成功地在狗伤害到自己前逃脱了。这里她的情绪帮助她生存了下来并且逃开了可能的伤痛。

现在我们假设一下，两周后，路易丝再一次穿过小镇准备转向正街。突然，她觉得很害怕。这种情况被称为条件反射。路易丝的中枢反射系统正尝试通过唤起她对正街上那只危险的狗的记忆来保护路易丝。很明智的，路易丝选择避开那只狗走另外一条街。在这个例子中，路易丝的情绪帮助她逃离了危险和可能的伤痛，并在之后的情况中帮助她避开潜在的威胁。

这儿还有一个关于情绪怎样起作用的例子。希拉在走过小镇时突然看见了歌莲，一个多年前的好朋友。希拉立刻觉得很高兴。这时歌莲也看见了希拉，她立刻对希拉微笑了起来。注意到歌莲的微笑，希拉想到："她看见我肯定也很高兴。"于是希拉也微笑起来。两个女人很快重新联系起来并计划在不久后做点什么。这场邂逅让两个女人对多年以后能够突然相遇感到非常开心。

在这个例子中，微笑是两个女人交流的行为。它帮助人们认识到对方的情绪。如果歌莲在见到希拉时不是微笑，而是皱着眉头，希拉可能会把这看成是厌恶的表现而避免和歌莲的接触。每个人——不论他身处哪种文化——都是以相同的方式展现自己的情绪和解读别人的表情。微笑就是微笑，不论你生在何方。

以上只是两个非常简单的例子，不过你可以看出情绪起着多种作用。作为一种信号，情绪可以帮助你做下面一些事情：

- 生存（"打"还是"逃"）。
- 记住某人或某事。
- 处理你日常生活中的一些状况。

- 与他人进行交流。

- 避免伤害。

- 寻找快乐。

什么是情绪调节技巧

正如你已经知道，情绪调节技巧将帮助你以更新而且更有效的方式来对付你的原生情绪和衍生情绪。（请记住，你并不能总是控制自己的感觉，但你可以控制自己如何应对这些感觉。）这些都是辩证行为疗法中需要学习的非常重要的技巧，如果在前面关于忍耐痛苦和掌握正念的章节中已经开始练习这些技巧，你完全不必感到惊讶。辩证行为疗法的四组技巧（忍耐痛苦、掌握正念、情绪调节和人际效能）部分重叠并且相互强化，这样能帮助你更加容易地学习这些技巧，并且能更快地记住它们。

在辩证行为疗法中，有九种情绪调节技巧可以帮助你控制自己的情绪和与之相关的行为（Linehan，1993b）。这些技巧如下：

1. 认清你的情绪。

2. 跨越通往健康情绪的障碍。

3. 减轻压迫性情绪对身体的伤害。

4. 减少你认知的弱点。

5. 增强你的正面情绪。

6. 不带评判地密切关注你的情绪。

7. 情绪宣泄。

8. 逆情绪而为。

9. 解决问题。

本章会介绍前五个技巧，而下一章将会介绍后面四个。就像前面的章节一样，这两章练习也相互联系，所以请确保按照顺序进行练习。

认清你的情绪

学习如何认清你的情绪以及它们对你生活的影响是控制自己强烈情绪反应的第一步。很多时候，人们终其一生也很少注意自己的感觉，结果他们身体中发生的重要的事几乎都被他们忽略。同样的情况也发生在人们与压迫性情绪抗争时，只是它经常以另一种形式出现。与这个问题抗争的人常常会发现负面情绪（比如悲伤、生气、内疚、羞愧，等等）如同潮水一般将自己淹没，但是，认识到这一点的时候已经为时太晚，来不及补救。

想要控制自己的压迫性情绪反应，首先必须放慢自己的情绪处理速度，这样我们才能将它好好审视一下。审视之后，你才能作出更健康的决定。这一练习可以从回顾过去已经发生的情绪状况开始，尽量做到对自己诚实。这个练习是为了让你发现自己的情绪（包括原生情绪以及衍生情绪），然后弄明白这些情绪又是如何影响你随后的行为和感觉的。

让我们来看个例子。玲在与自己的压迫性情绪抗争时常常有些失控。一天晚上，下班回家的玲又看见自己丈夫醉倒在了沙发上——丈夫不认为自己是个酒鬼，因此他拒绝接受心理治疗，也从不参加任何戒酒互助会的活动。玲立刻愤怒了，她冲着丈夫尖叫，骂他是个"没用的酒鬼"，但丈夫对她不理不睬，动都懒得动一下。她想打丈夫，但最后还是没有动手。过了一会儿，玲感到了深深的绝望和羞耻，她几乎试过所有办法来帮助自己的丈夫，但是都没有用。她觉得自己在这个婚姻当中已经待不下去了，但她也不敢相信离婚就能带来好的生活。最后玲把自己锁进浴室，想要通过自杀结束这场折磨自己的痛苦。但她还是没有自杀，她仅仅拿出一把剃刀把自己的大腿划出了血。那天晚上她太心烦了，以至于忘了上闹钟，第二天上班迟到了几个小时，被自己的经理责骂了一顿。

玲的故事对很多人来说是普遍的。通过这个故事，让我们跟踪下面的六个步骤来帮助自己认清自己的情绪（Linehan，1993b）。

1. 发生了什么事？这是一个让你描述到底是什么状况导致了你现在情绪的机会。在这个例子里，导致玲情绪的状况就是她回家后再次发现丈夫醉倒，而且丈夫拒绝谈论自己的问题或寻求帮助。

2. 你认为为什么会出现这种状况？这个步骤让你认清发生这种状况有什么潜在原因。这是非常重要的一步，因为你对这种状况给出的结果常常会决定你会针对这种状况作出什么样的情绪反应。例如，你认为一个人是故意伤害你还是意外伤害到你，会令你作出截然不同的反应。在这个例子中，玲认为自己的丈夫是一个讨厌自己，后悔和自己结婚的酒鬼，因此他放弃了生活，而故意做这些事伤害自己。

3. 对这种状况你有什么感觉，包括生理和心理两方面的。如果可能的话，请尝试识别原生情绪和衍生情绪。学习分辨自己的情绪可能需要一些练习，不过这值得一做。如果你觉得需要一些词来描述你的感觉，可以参看第三章里的常见情绪一览表。同时，尝试分辨身体的感觉。情绪和生理感觉，特别是肌肉紧张感，是紧密相联的。在本例中，玲的原生情绪是愤怒（当看到丈夫又喝醉后），接着她感到了绝望和羞耻的衍生情绪。而在生理上，她感到自己脸部和手臂的肌肉紧绷，她的胃感到恶心。

4. 基于你的感受，你准备做些什么？这是个很重要的问题，因为它定位了你的冲动。当一个人被情绪所淹没时，他或她很可能会有说或做一些极端、痛苦或者非常危险事情的冲动。当然，人们并不总是会做这些事情；有时这仅仅是一些想法或念头。当你注意到你想要做的事情并将它们与你正在做的事情比较时，其结果可能给予你希望。如果你能控制住内心的某些冲动，那你同样也可能控制住其他的冲动。在这个例子中，玲有着做两件事的冲动，而这两件事是非常危险和致命的：打她的丈夫和为了结束这场痛苦而自杀。幸好，她一件也没有做，这也给了她控制稍后其他冲动的希望。

5. 你曾经说过或做过些什么？这是帮你认清，受情绪的驱使，你曾经实际上都做了些什么。在本例中，玲将自己锁进浴室，并且开始自残。她还冲自己的丈夫大叫，称他为"没用的酒鬼"。

6. 你的情绪和行为对你造成过什么样的影响？在这里你可以认清你的所做所感会对你造成什么样的长期后果。在玲的例子里，她由于忘了上闹钟而睡过头耽误了工作，为此受到了老板的责罚，让自己的工作受到威胁。

练习：认清你的情绪

下面是以玲的经历作为例子填写的一张"认清你的情绪"表格（表6.1a），在接下来的一页中，有一张空白表格（表6.1b），填入你自己的亲身经历。在你使用空白表格之前，把它复印几份，以备将来可以继续使用。或者简单地把这些标题抄写到一张白纸上，做成自己的一个表格。

现在，使用这个表格来审视一下最近自己情绪上发生的事情吧。选择一个自己清楚记得的状况，尽自己最大努力分辨出自己的原生情绪和衍生情绪。请记住，尽量对自己诚实，没人能看到这个表格，除了你自己。

然后，在接下来的至少两周里，每天选择一件发生在自己身上的事情，使用这张表格分析一下。请记住，你需要练习回顾过去的种种状况，从而帮助你在真正面临这些情绪时学会认清自己的情绪和它们带来的后果。

表6.1a　认清你的情绪表格（例子）

问　题	回　答
情况发生在什么时候	昨晚
发生了什么事情 （描述这个事件）	我回到家里，看见丈夫又醉倒在沙发里。他拒绝接受任何治疗或去戒酒互助会。于是我冲着他大叫，称他为"没用的酒鬼"。但他还是坐在那里，什么也不说，于是我走进了浴室，割伤了自己
你认为为什么会发生这种状况 （指出原因）	我丈夫是个憎恨我而且后悔这场婚姻的酒鬼。我想他已经放弃了生活，故意做这些事来伤害我
对这种状况你有什么感觉，包括生理上和心理上 （尝试指出自己的原生情绪和衍生情绪。）	原生情绪：愤怒 衍生情绪：绝望和羞耻 生理感觉：脸部和手臂的肌肉紧绷，恶心反胃
作为这种感觉带来的后果，你想做什么 （你渴求什么？）	我想打我的丈夫，我有种渴望，我渴望杀了我的丈夫来结束自己的痛苦
你做了什么，说了什么 （在这种感觉的影响下，你进行了什么自我毁灭的行动？）	我把自己关进浴室，割伤了自己 因为我很愤怒，所以我独自睡觉了我还冲着丈夫大叫，称他为"没用的酒鬼"
你的情绪和行动最后对你造成了怎样的影响 （你的行动最后造成了怎样的短期后果和长期后果？）	上床睡觉时我太愤怒了，以至于忘了上闹钟。结果我起来太晚，上班迟到了。当我到达上班的地方时，老板又冲我大喊。他说，如果我再迟到，他将不得不开除我

表6.1b 认清你的情绪表格（例子）

问　题	回　答
情况发生在什么时候	
发生了什么事情 （描述这个事件）	
你认为为什么会发生这种状况 （指出原因）	
对这种状况你有什么感觉，包括生理上和心理上 （尝试指出自己的原生情绪和衍生情绪。）	原生情绪： 衍生情绪： 生理感觉：
作为这种感觉带来的后果，你想做什么 （你渴求什么？）	
你做了什么，说了什么 （在这种感觉的影响下，你进行了什么自我毁灭的行动？）	
你的情绪和行动最后对你造成了怎样的影响（你的行动最后造成了怎样的短期后果和长期后果？）	

练习：情绪记录

　　大声说出自己的感受对认清自己的情绪很有帮助。这个方式听起来好像有点傻，但是大声说出自己的感受可以凸显你当时的情绪，并帮助你更加注意到你正在经历的事情。大声地描述出你的情绪，特别是那些压迫性情绪，也能帮助你减弱自己的负面感受。所以，你对自己的情绪说得越多，因它而起的冲动就会越少。当然你也不是非要在说出自己的情绪时大声尖叫，有时轻轻地对自己说就足够了，选择对你来说最好的方式。对自己说："现在我感觉……"。如果你需要对你可能的感觉有个提醒，参阅第3章的"常见情绪列表"。请记住，你同时也需要注意自己愉快和开心的情绪。你越能分辨这些感觉并将它们大声说出来时，你就越能完全地享受这些感觉。

然后，为了进一步增强这些体验，把这些情绪写入"情绪记录表"中。在这一周期间记录自己的情绪能帮助你更好地认识、标记和描述自己的情绪。后页是一个"情绪记录表"（表6.2b），你可以把它复印下来随身携带，以便你能够在分辨出自己情绪后很快记录下来。至少坚持两周这样的练习。参考下面的"情绪记录表例子"（表6.2a），记录下自己的感觉，是否描述了你的情绪，以及对自己的情绪作出了什么反应。

表6.2a 情绪记录（例子）

事情发生的时间以及事发当时你在哪里	你当时是什么感觉（刚才，我觉得……）	你大声说出自己的感觉了吗	认清自己的感觉后，你做了什么
周四晚上，在家	我感到生气	是的	我走进厨房，喝了一杯酒
周四晚上，在家	我感到悲伤	没有	我想试着睡觉，但我一直在想我有多悲哀
周五早晨，公共汽车上	我感到焦虑	是的	我试着分散自己的注意力以冷静下来，并看看报纸
周五早晨，工作中	我快气疯了	是的	我走出去抽了一支烟
周五下午，工作中	我感到妒忌	没有	我继续无视我的朋友和我喜欢的女人约会
周五晚上，在家	我感到孤独	是的	我决定自己去看电影，玩得痛快点
周六下午，公园里	我感到高兴	是的	我和我的朋友们待在公园里
周六晚上，本的家里	我感觉愉快	是的	我没有对别人说太多，因为我不想弄糟我的心情

表 6.2b　情绪记录

事情发生的时间以及事发当时你在哪里	你当时是什么感觉（刚才，我觉得……）	你大声说出自己的感觉了吗	认清自己的感觉后，你做了什么

跨越通往健康情绪的障碍

现在，你已经开始更加全面地认识自己的情绪了，希望你也能注意到你的情绪是如何影响你的行为和思想的。请仔细看看下面这张图。

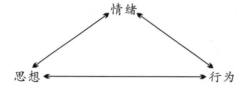

这幅图描述了你的情绪如何影响你的思想和行为，同时，你的思想和行为又是如何反作用于你的情绪的。例如，吉姆丢失了他最喜欢的一块表（一种行为）。他感到很郁闷（一种情绪），他想到："我太心不在焉了，我真是个白痴"（一种思想）。但这种想法只会使他更沮丧（又一种情绪）。你发现自己的情绪既可以是行为和思想的结果也可以是它们的原因了吗？

如果你陷入自我毁灭的行为或是自我否定的想法之中，这种情绪可能导致一种恶性循环。但如果你使用更加健康的行为以及自我肯定的想法，这种循环也能导向更加愉快的情绪体验。例如，可能吉姆在丢失他最喜欢的一块表（一种行为），并感到很郁闷（一种情绪）之后，他使用了一种顺其自然的想法："错误总会发生，人无完人。"那么他可能会原谅自己的过错（另一种想法），继续自己的一天，感觉很放松（另一种情绪）。或者在感到丢表的郁闷之后，他可以出去散散步（一种行为），这可能使他重新振作起来（一种情绪）。有很多顺其自然的想法，吉姆都可以用来避免陷入使人痛苦的情绪循环之中。

情绪和你的行为

很明显，你的情绪和行为是联系在一起的，而且，强烈的情绪常常引发强烈的行为反应。结果很多有着压迫性情感的人常常和自己失控的行为作斗争。拥有压迫性情绪的人常常在感到愤怒、沮丧和焦虑时做出自毁行为。他们伤害自己的肉体，控制他人的行为（通常导致打斗或毁灭性的关系），暴食、厌食、酗酒或者吸毒。很明显，这些行为都是有害的。而且陷入其中的人常常不停地重复上述行为。所以，问题是：为什么人们会做出这种事？答案就在你的情绪之中。

让我们从基础开始：许多行为被一再重复是因为它们能得到回报。一个人参加工作是为了得到薪水这个回报。学生学习是为了学位这个回报。人们参加体育运动是为了竞技的回报。音乐家使用乐器是为了演奏出音乐。而一个园丁种植花草是为看到它们开花。所有这些回报增强了这些行为并使它们更有可能在将来被重复。如果你去工作却没有薪水，你可能再也不会去工作了。如果你的老师告诉你没有可能毕业，你可能会中途辍学。而你在花园栽花的结果只是一些杂草，可能你会停止栽花这种行为。

同样的，你的情绪也可能成为加强你行为的回报。举个简单的例子，关于正面情绪是如何强化行为的：菲尔帮助他的朋友史蒂芬搬进了一套新房（行为），史蒂芬非常感激菲尔，这让菲尔觉得帮助史蒂芬感觉很不错（情绪）。所以，下次史蒂芬请菲尔帮忙时，菲尔很乐意帮助他（又一种行为），因为这可以让他又一次感到高兴（又一种情绪）。

不过，情绪同样也能加强自我毁灭的负面情绪。思考下面的例子：特莉萨正在与她的压迫性情绪抗争，一次她说道："如果我感到不高兴，那我也得让丈夫感到不高兴。"从逻辑上讲，这没什么意义，但是想法、情绪，还有行为常常是非逻辑性的。当她还是个小女孩时，从来没有任何人告诉特莉萨如何应付自己的负面情绪。当她受到负面情绪或生理伤痛的折磨时，她孤身一人，而没人帮助她。没人注意到她的感受。

成年以后，她发现如果她伤害到某人——常常是通过让他们感到非常沮丧的方式，那么他们才可能注意到自己和自己的伤痛。比如，特莉萨在工作中感到很失意，她可能回家为了一件根本不重要的事情向丈夫找茬儿（行为），而丈夫可能也会感到非常痛苦。然后他可能发现了特莉萨的情绪并和她好好聊了聊这事（她情绪的回报）。特莉萨可能没有意识到她在有目的地伤害自己的丈夫，但那不重要。在她生活中的某些时刻，想法无意识中就产生了："我感觉糟糕时，我必须让其他某个人也感觉糟糕起来，这样我就好些了。"而且因为她的行为常常得到正面的情绪体验（虽然不符合逻辑）——对她丈夫有效——她的行为得到了增强并会在将来重复。

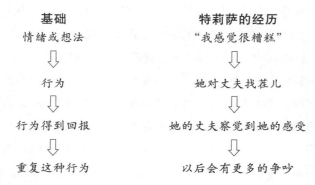

尽管特莉萨应付自己负面情绪的方式只能在非常有限的时间里让她情绪好转。长此以往，特莉萨的婚姻将因为她这种情绪的有效而遭受磨难。由于特莉萨的行为，她和她的丈夫时常争吵，而这些争吵常常使她感觉更糟。

理解强化自我毁灭行为的情绪回报是非常重要的。处于压迫性情绪的人常常会陷入的两种自我毁灭行为，它们分别是：自伤／自残，伤害他人。这两种行为都会造成短期的行为回报，使它们被不停地重复，但随之而来的，却是长期的伤害。

自伤／自残

很多割伤、烧伤，或在身上留下伤痕的人说，他们的行为让自己感觉好点儿了，或者说这些行为缓解了他们的痛苦。一定程度上，他们是对的。割伤或者其他形式的自我伤害能够使身体制造出被称为内腓呔天然的止痛药，它能帮助治愈伤口。这些止痛药能够让一个人从生理上和心理上感到很短时间的好转。但是，作为临时的回报，这些生理和心理的感受都加强了未来的自我伤害。但是请记住，这些行为是非常危险的，它们可能导致死亡或者感染。而且，虽然自我伤害带来的伤痛缓解是暂时的，但是伤痕、记忆，还有伤害自己的罪恶感会一直伴随着这些行为。

如果你进行过割伤或是其他形式的自我伤害，在下面空白处明确指出这是什么自我伤害的行为。然后指出这种行为带来了什么样的临时回报。最后，指出由于这种行为，付出怎样的长期代价和危险。

我进行的自残或自伤的行为是＿＿＿＿＿＿＿＿＿＿＿＿＿＿＿＿＿＿＿＿＿＿＿＿＿

＿＿

我的行为带来的暂时回报是＿＿＿＿＿＿＿＿＿＿＿＿＿＿＿＿＿＿＿＿＿＿＿＿＿＿

＿＿

由此带来的长期代价和危险是＿＿＿＿＿＿＿＿＿＿＿＿＿＿＿＿＿＿＿＿＿＿＿＿＿

＿＿

＿＿

伤害他人

在前面的例子里，我们了解了为什么特莉萨在感到沮丧时向自己丈夫找茬儿。她这些伤害着自己婚姻的举动、想法，使她在很短时间内感到舒缓。她的行为在情绪上得到了回报，因此在将来这种行为还将重复。但是从长远看来，与丈夫常常发生的争吵，使她感觉更糟。

相似的是，其他形式的处理也可能因为情绪上的短期回报而导致重复。如果你强迫别人做你想要的事情，你可能觉得满足或者有一种掌控感。这些都可以被称为强情绪回报，特别是很多有压迫性情绪的人，他们都感到自己的生活失去了控制。不过再说一次，这些情绪回报都是暂时的。

这里有些例子。不论什么时候，布兰妮觉得无聊时，她就喜欢去"扰乱别人"，只是为了给自己找点乐子。她经常向朋友们撒谎，告诉他们一些关于他们的虚假的谣言。听了这些谣言，朋友们可能感到很丧气，这时，她就会假装安慰他们。这让她感到自己很强大，直到朋友们发现事实真相，都不再和她说话了。相似的，杰森对自己的女朋友帕特丽夏有很强的控制欲。外出就餐时，他会为帕特丽夏点菜，即使对方想要点别的。他不允许帕特丽夏与自己的朋友出去。他会不停地打帕特丽夏的手机确定她的行踪；他还告诉帕特丽夏，如果帕特丽夏离开自己，他会自杀。帕特丽夏很在意杰森，她不想杰森受伤，但实际上，杰森的行为让帕特丽夏筋疲力尽。所以，尽管杰森以自杀相威胁，帕特丽夏还是与他分手了。

记住，没人喜欢被控制。实际上，一个被控制的人会因为被控制而觉得疲惫，然后提升对控制的抵抗程度。如果一个人与别人之间的关系变得对抗，没有收获，而且常常以相当的伤痛而结束。这常常是与压迫性情绪抗争的诸多结果中，最糟的一种，因为他或她非常害怕被别人抛弃。实际上，所有的处理行为都常常为了对抗这种担心而强迫别人留下相伴。但是当人与人之间的关系破裂，这种担心变成了现实，那么这常常会引发更多的自残行为。

如果你有任何的控制性行为，在下面空白处明确指出这是什么控制性的行为。然后指出这种行为带来了什么样的临时回报。最后，指出由于这种行为，付出怎样的长期代价和危险。

我进行的控制性的行为是＿＿＿＿＿＿＿＿＿＿＿＿＿＿＿＿＿＿＿＿＿
＿＿＿＿＿＿＿＿＿＿＿＿＿＿＿＿＿＿＿＿＿＿＿＿＿＿＿＿＿＿＿＿＿

我的行为带来的临时回报是＿＿＿＿＿＿＿＿＿＿＿＿＿＿＿＿＿＿＿＿
＿＿＿＿＿＿＿＿＿＿＿＿＿＿＿＿＿＿＿＿＿＿＿＿＿＿＿＿＿＿＿＿＿

由此带来的长期代价和危险是＿＿＿＿＿＿＿＿＿＿＿＿＿＿＿＿＿＿＿
＿＿＿＿＿＿＿＿＿＿＿＿＿＿＿＿＿＿＿＿＿＿＿＿＿＿＿＿＿＿＿＿＿
＿＿＿＿＿＿＿＿＿＿＿＿＿＿＿＿＿＿＿＿＿＿＿＿＿＿＿＿＿＿＿＿＿

减轻压迫性情绪对身体的伤害

除了认识到自己的想法和行为是如何影响自己的情绪外，你还需要认识到其他一些与健康相关的问题是如何影响你的感受的。

食物

你的身体需要从食物中摄取营养，以维持身体机能的正常运作，就像一辆汽车需要汽油才能行驶一样。当然，你吃的东西会直接影响到你感受，包括生理和心理上的。

你吃过多少种不同的食物，就会有多少种不同的感受。例如，包含很多脂肪的食物，比如冰淇淋和糕点，会暂时地让你感到愉悦和满足。但你如果吃得太多，你会感到有些迟钝和无精打采。如果你长期食用过量的脂肪和糖分，你还会长胖。这常常会使人觉得不高兴或是沮丧，摄入糖分过多甚至有可能导致糖尿病或者心血管疾病。其他一些含糖较高的食物，例如糖果和苏打，可以使你快速恢复精力。但是当效果消退后，你可能感到疲倦或者消沉。

就像过量食用某些食物会让人生病一样，吃得太少也会使人不健康。摄入过少的营养可能会使你在身体需要能量维持机能时感到头晕目眩。

推荐的用餐方式是，每天食用适量的不同种类的健康食品，包括水果、蔬菜、谷物以及蛋白质。如果你对健康饮食感兴趣或需要一份健康食谱，请与医学专家或饮食专家联系。

在下面的空白处中记录下你的饮食习惯是如何影响自己感受的。并指出至少两种可以改善这种感受的方法。

我的饮食习惯影响我的感受，因为_____

_____

_____

我可以这样改善我的饮食习惯：

1. _____

_____

_____

2. _____

_____

_____

暴食与缩食

要知道，有些人通过食物来进行某种方式的自毁，要么暴饮暴食，要么缩减饮食。有时，人们暴食是因为食物可以让他们在短时间内情绪冷静，甚至麻木，而这种感觉会导致暴食的行为在将来重复。有些人尝试通过排泄或者呕吐，来达到控制过量饮食的目的，实际上，这些行为同样危险。频繁的排泄可能会导致一种被称为神经性贪食的进食障碍发作，对身体有着毁灭性的伤害。

严重的进食不足也可能使人在短时间内感觉不错。吃得过少是自我控制的一种形式。有着压迫性情绪的人常常会觉得他们的生活失去了控制，但控制自己尽量少地进食给了他们一种能控制自己的感觉，这让他们感觉好些。不过，这种对控制的追求可能很危险，因为长时间节食可导致厌食症，一种极不健康的、潜在的甚至威胁生命的进食障碍，它的特点是一个人的体重大大减少。

如果你暴食或者节食，在下面空白处明确指出这样的行为。然后指出这种行为带来了什么样的暂时回报。最后，指出这种行为造成怎样的长期代价和危险。

我的暴食或节食行为是＿＿＿＿＿＿＿＿＿＿＿＿＿＿＿＿＿＿＿＿
＿＿＿＿＿＿＿＿＿＿＿＿＿＿＿＿＿＿＿＿＿＿＿＿＿＿＿＿＿＿＿
＿＿＿＿＿＿＿＿＿＿＿＿＿＿＿＿＿＿＿＿＿＿＿＿＿＿＿＿＿＿＿

我的行为带来的暂时回报是＿＿＿＿＿＿＿＿＿＿＿＿＿＿＿＿＿＿＿
＿＿＿＿＿＿＿＿＿＿＿＿＿＿＿＿＿＿＿＿＿＿＿＿＿＿＿＿＿＿＿
＿＿＿＿＿＿＿＿＿＿＿＿＿＿＿＿＿＿＿＿＿＿＿＿＿＿＿＿＿＿＿

由此带来的长期代价和危险是＿＿＿＿＿＿＿＿＿＿＿＿＿＿＿＿＿＿
＿＿＿＿＿＿＿＿＿＿＿＿＿＿＿＿＿＿＿＿＿＿＿＿＿＿＿＿＿＿＿
＿＿＿＿＿＿＿＿＿＿＿＿＿＿＿＿＿＿＿＿＿＿＿＿＿＿＿＿＿＿＿

毒品和酒精

就像食物一样，任何你摄入身体的东西都会影响到你的感觉。酒精和毒品可以使人感到暂时的愉悦、麻木、兴奋，或者与以前不同。很自然，这些感觉会让你不停地重复食用这些物质，特别是在这些感觉消退的时候。不过，过度使用酒精、毒品或滥用处方药，可导致许多健康的并发症，吸毒成瘾，卷入官司，财政困难和人际关系出现问题。

举例来说，酒精是一种抑制剂，使你感到疲倦、呆滞和悲哀。很多人都不相信，因为他们说，酒精使他们感受到更多的活力和更好的社交。不过，酒精实际上使他们自我意识减弱，所以他们更愿意做一些他们通常不愿意做的事或说一些通常不愿意说的话。但是当体内的酒精达到一定的量时，他们将感到伤心和疲惫。体重越轻，酒精作用于身体和情绪的速度越快。

毒品和某些处方药可以有类似的效果。某些药物，如可卡因，在开始可能使人感觉"良好"或"充满活力"。但在药效消退后，人就可能开始感到抑郁、焦虑或偏执。其他许多毒品，如大麻、甲基苯丙胺和海洛因也同样如此。某些处方药也可以使你感到沮丧和焦虑，所以如果你有任何不正常的反应，请务必与开出此药的医生沟通。

咖啡因和烟草产品中的尼古丁也被视为毒品，虽然它们是合法的并且在我们的社会中非常普遍。有些人说，吸烟使他们感到更加放松，但不管事实如何，尼古丁是一种兴奋剂，激活人们的肌肉。在这些情况下，这些人实际上经历的是一种暂时的放松，而这种放松促使他们渴求更多的尼古丁。尼古丁是一个非常令人上瘾的物质，使人们想吸更多的烟，而且这种渴望能使人感到焦躁不安，直到他们抽到香烟。

咖啡因亦是一种兴奋剂，它存在于咖啡、茶、各种汽水、运动饮料和一些止痛药中。如果你摄入太多的咖啡因，你会开始感到神经过敏、发抖和烦躁。如果你已经对咖啡因上瘾，当你的身体没有得到足够的咖啡因时，你就可能会很难受，并可能发展为头痛和其他的身体不适症状。

连续使用酒精、毒品、许多特定的处方药后，你可能会渴望更多的这种物质，只是为了感受它曾经给过你的一次感觉或是感到"正常"。这被称为耐受性。如果你发现你对任何物质有这种上瘾的感觉，应该告诉你的医生。如果你有酒精或药物滥用的历史并且你想要停止，你也应该告诉你的医生。因为突然中断饮酒和其他一些药物同样存在潜在的危险。

在下面的空白处指出你的行为带来了什么样的临时回报和什么样的可能的长期代价。然后记录任何有关于酗酒和使用毒品是如何影响你感觉的想法，并写出至少两条可以改善你的习惯的方法，从而让你感觉更好。

我参与使用酒精或毒品的行为是＿＿＿＿＿＿＿＿＿＿＿＿＿＿＿＿＿＿＿

＿＿＿＿＿＿＿＿＿＿＿＿＿＿＿＿＿＿＿＿＿＿＿＿＿＿＿＿＿＿＿＿＿＿＿

我的行为带来的临时回报是＿＿＿＿＿＿＿＿＿＿＿＿＿＿＿＿＿＿＿＿

＿＿＿＿＿＿＿＿＿＿＿＿＿＿＿＿＿＿＿＿＿＿＿＿＿＿＿＿＿＿＿＿＿＿＿

_____

　　由此带来的长期代价和危险是_____

_____

_____

　　酗酒和使用毒品影响我的感觉，因为_____

_____

_____

　　我可以这样改善我的酗酒和吸毒的习惯：

　　1._____

_____

_____

　　2._____

_____

_____

体育锻炼

　　人的身体是为运动而设计的。正因为如此，定期进行一定量的体育锻炼，以保持自己的身体健康和正常运作，是非常重要的。否则，你的身体不会消耗掉从食物中摄取的过量能量。结果，你可能会渐渐觉得呆滞，开始长胖，甚至可能感到有点消沉。建议在一周的大部分日子里，每天进行大概30分钟的中等或者剧烈运动。包括散步、慢跑、游泳、骑车、体重训练或其他各种活动，让你比通常情况下运动量加大。经常的锻炼对保持心脏的健康尤其重要。

　　即使你的活动受到局限，或如果你从未运动过，总可以进行一些在你安全范围之内的运动。请务必在从事任何力量型运动前（比如举重）向医生或体能教练咨询。在运动过程中，如果感到任何不正常的疼痛，请告知你的医生。

　　在下面的空白处填写你的运动习惯（或缺少运动）如何影响你的感觉，为了感觉更加良好，写出至少两个方法来改善你的运动习惯。

　　我的运动习惯影响我的感觉，因为_____

_____

_____

我可以这样改善我的运动习惯：

1.＿＿＿＿＿＿＿＿＿＿＿＿＿＿＿＿＿＿＿＿＿＿＿＿＿

＿＿＿＿＿＿＿＿＿＿＿＿＿＿＿＿＿＿＿＿＿＿＿＿＿＿＿

＿＿＿＿＿＿＿＿＿＿＿＿＿＿＿＿＿＿＿＿＿＿＿＿＿＿＿

2.＿＿＿＿＿＿＿＿＿＿＿＿＿＿＿＿＿＿＿＿＿＿＿＿＿

＿＿＿＿＿＿＿＿＿＿＿＿＿＿＿＿＿＿＿＿＿＿＿＿＿＿＿

＿＿＿＿＿＿＿＿＿＿＿＿＿＿＿＿＿＿＿＿＿＿＿＿＿＿＿

睡眠

想要获得健康，充足的睡眠至关重要。成年人平均每晚需要7~8小时的睡眠。儿童和有的成年人需要的睡眠略多一些。如果你每晚没有获得足够的睡眠，可能会整天觉得呆滞和疲惫，同时你可能也会很难进行清晰的思考。难怪，睡眠不足往往引发意外事故和欠佳的决策能力。

再多的咖啡因都无法弥补你前一天晚上欠下的睡眠。事实上，咖啡因、酒精、毒品和其他药物都可以干扰你晚上的睡眠。你的身体需要一定量的睡眠，因为在睡眠过程中身体可以进行自我修复。如果你不睡觉，你的身体就不能得到适当的自身修复。

如果你整个晚上多次醒来，如果你打鼾很厉害，或者如果你因为呼吸不畅而醒来，那么这些都是睡眠障碍的迹象，你应该找你的医生谈一谈。

尽最大努力养成正确的睡眠习惯，以便得到你所需要的休息。如果需要帮助，请参考下一页的"睡眠卫生指南"，培养你健康的睡眠习惯。现在，在下面的空白处记录你的睡眠习惯如何影响你的感觉，为了改善你的感觉，指出至少两个方法来提高你的睡眠习惯。

我的睡眠（或缺少睡眠）影响我的感觉，因为＿＿＿＿＿＿＿＿＿＿＿＿＿

＿＿＿＿＿＿＿＿＿＿＿＿＿＿＿＿＿＿＿＿＿＿＿＿＿＿＿

＿＿＿＿＿＿＿＿＿＿＿＿＿＿＿＿＿＿＿＿＿＿＿＿＿＿＿

我可以这样改善我的睡眠习惯：

1.＿＿＿＿＿＿＿＿＿＿＿＿＿＿＿＿＿＿＿＿＿＿＿＿＿

＿＿＿＿＿＿＿＿＿＿＿＿＿＿＿＿＿＿＿＿＿＿＿＿＿＿＿

＿＿＿＿＿＿＿＿＿＿＿＿＿＿＿＿＿＿＿＿＿＿＿＿＿＿＿

2._____

_____

_____

疾病和身体疼痛

显然，如果你正在经历某种疾病或身体疼痛，这会影响你的感受情绪。你的身体感受和情绪感受是直接相连的，在感觉不到身体健康的情况下，有时会很困难或根本就不可能还觉得情绪健康。因此，关键在于得到疾病或身体疼痛的治疗。此外，遵循医嘱并按处方按时服药对你来说也是极为重要的。

为了防止将来可能出现的疾病和身体痛苦，即使你现在没有，那么使用本节的指南，建立一种基于适当的营养摄入、充分的运动、远离酒精和非处方药物以及充足的睡眠基础之上的健康生活。

在下面的空白处填写你的疾病和身体伤痛如何影响你的感觉，为了改善你的感觉，指出至少两个治疗你的疾病和伤痛的方式。

我的疾病和身体伤痛影响我的感觉，因为_____

_____

_____

我可以这样改善我应对疾病和伤痛的方法：

1._____

_____

_____

2._____

_____

_____

睡眠卫生指南

适当的睡眠习惯对于任何健康的生活方式都是必不可少的。如果你有难以入睡或失眠的问题，请参考以下建议。

- 避免在睡觉前至少6个小时内摄入咖啡因。
- 避免在睡前以及整个晚上摄入酒精、尼古丁和毒品。
- 临睡前避免强光，包括电视，因为强光有刺激性。

- 不要在临睡前做运动或吃得太多。

- 避免在白天打盹，这可能会使你在晚上不太想睡觉。

- 让你的卧室尽量舒服。保持温度在凉爽、舒适的水平，让卧室尽可能黑暗（如果需要，使用睡眠用眼罩），并尽量减少噪音（如果需要，使用耳塞）。

- 床只用于睡觉和性活动，不要在床上工作、读书或看电视。这样你的身体才会因为睡觉而和床联系起来，而不是为了其他的事情。

- 如果你难以入睡，或在半夜醒来后不能再次入眠，起床做一些放松的活动，直到你感到疲倦而想要回去睡觉。不要在床上思考其他的事情；这只会使你的感觉更加恶化，并难以入眠。

- 每天定时睡觉和起床。养成一个你的身体可以预测的有规律睡眠模式。

- 在睡前使用一些放松的方法，使你的身体和思想都平静下来。你可以采取沐浴、冥思、祈祷，写下你的思想，使用一些放松技巧，等等。

- 如果你的睡眠问题依然存在，如果你不能在白天保持清醒，或如果你感觉抑郁，联系你的医生，听听他们的意见。

身体的紧张和压力

如果你时常经历身体紧张，那么你很可能也会感到压力过大，忧虑、劳累或者烦躁等情绪。肌肉紧张就像一种疾病，会直接影响你的情绪。同样，如果你觉得焦虑，你的情绪往往也会导致肌肉紧张，尤其是在颈部和肩部，以及胃部不适和皮肤的问题。

现代生活中有许多情况都可能使你感到身心紧张和有压力：长时间工作，不喜欢自己的工作，上下班来回奔波劳顿，难以相处的人际关系，紧张的家庭时间安排表，世界发生的重大事件、政治冲突，等等。因此，找到健康的方法以应付紧张和压力，使它们不会导致进一步的疾病是非常重要的。

本书在"掌握正念和忍受痛苦"章节中有许多很好的应对技能。正念呼吸练习对帮助你放松非常有效，就像其他很多的自我抚慰练习一样。如果有必要，翻回这些章节，找出对你有效的方法。

在下面的空白处填写你的身体紧张和压力如何影响你的感觉，为了改善你的感觉，指出至少两种应对身体紧张和压力的方法。

我身体的紧张和压力影响我的感受，因为＿＿＿＿＿＿＿＿＿＿＿＿＿＿＿

_____

我可以这样改善我应对身体紧张和压力的方法：

1._____

_____

_____

2._____

_____

_____

练习：识别你的自毁行为

现在，你已经了解了不同形式的自我伤害行为和身体的脆弱性，将后面这张"认识你的自我伤害行为"的表格（表6.3b）打印出来，并在接下来的两周中使用它来观察你的自我伤害的行为。本表格与前面"认清你的情绪"表格相似。但此练习要求你观察自己的自毁行为，并识别该行为给你带来的情感回报，以及这些回报为什么是暂时的。下面的样表（表6.3a）对你有所帮助。

表 6.3a　认识你的自我伤害行为表格（例子）

问　题	回　答
情况发生在什么时候	昨晚
发生了什么事情 （描述这个事件。）	我和我的女朋友吵了一架。我想让她过来，但她说她很忙。于是我对她说，如果她不过来，我不知道会对自己做出什么事来，结果她来了
你认为为什么会发生这种状况 （指出原因。）	她有时很自私。但我也知道当她结束工作回家时很疲惫。她还在学习她参加的一些课程。我们心情都很糟糕

问　题	回　答
对这种状况你有什么感觉，包括生理上和心理上 （尝试指出自己的原生情绪和衍生情绪。）	原生情绪：愤怒 衍生情绪：绝望、愤怒，害怕她可能离开我 身体感觉：我的脸变得很热，我的双手紧握
作为这种感觉带来的后果，你想做什么 （你渴求什么？）	我想大叫着告诉她，她是如何的自私。我也想过弄伤自己的手臂，留下伤痕，就像我过去所做的那样
你做了什么，说了什么 （在这种感觉的影响下，你进行了什么自我毁灭的行动？）	我告诉她，如果真的爱我就过来，否则我不知道会做出什么事情。然后我没等她答复就挂断了电话。等她过来的时候我去厨房吃了半加仑冰淇淋。我整夜都没有睡觉
你的自我毁灭行为带来了怎样的情绪上的回报 （指出这种回报是多么的短暂。）	通过这样的控制，她来了，这令我感觉很好。但是，她到达后我们吵了起来 冰淇淋也使我感到稍微好了一点，但我最近长胖太多了，这令我感到内疚。而又一个不眠之夜令我第二天早晨感觉更糟

表6.3b　认识你的自我伤害行为表格

问　题	回　答
情况发生在什么时候	
发生了什么事情 （描述这个事件。）	
你认为为什么会发生这种状况 （指出原因。）	

问　题	回　答
对这种状况你有什么感觉，包括生理上和心理上 （尝试指出自己的原生情绪和衍生情绪。）	
作为这种感觉带来的后果，你想做什么 （你渴求什么？）	
你做了什么，说了什么 （在这种感觉的影响下，你进行了什么自我毁灭的行动？）	
你的自我毁灭行为带来了怎样的情绪上的回报 （指出这种回报是多么的短暂。）	

不加评判地观察自己

从先前的练习中你可以看到，自毁行为只能为你提供暂时的缓解。在长远来看，它们都更加地损害自己和他人。因此，开始注意到你的行为所带来的回报是非常重要的，特别是自我毁灭的行为。

但同时也不要忘记，如果你发现不健康的回报正在强化你的行为，也不应该批评或评判自己。请记住，辩证行为疗法基于的原则指出，两件明显矛盾的事情，可能都是正确的。最重要的辩证思想是，在改变破坏性行为的同时不带任何评判地接受自己，这样你才能过上更健康的生活（Linehan，1993a）。承认你的某些行为需要改变这并没有错，你仍然可以是一个善良的、有爱心的好人。你的行为可能一如既往地存在，因为没有人教你如何以任何其他方式应对你的痛苦和压迫性情绪。如果你有一个更健康的应付你的情绪的方式，你也许会照着去做，不是吗？这就是本书中所有技巧的宗旨——教你以更健康的方法来应对你的感受。

减少你的认知的弱点

你已经知道了你的思想如何影响你的感觉。还记得丢了表的吉姆吗？他原本以为"我很粗心，我是白痴"，这只会使他对已发生的事情感觉更糟。这种类型的思想被称为触发思想 (McKay，Rogers，& McKay，2003)，因为它触发或导致了情绪的痛苦。如果你经常纠缠于触发思想，你可能会比其他人更频繁地经历压迫性情绪。不过，我们大家都会不时地弹出触发思想。情绪调节技能的目的是在这些想法出现时，学会怎样应对你的思想。在我们还是孩子的时候，有些想法是来自我们的父母、监护人、老师和其他人的批评。但其他触发思想是自我批评，我们用它来侮辱自己，或让自己的生活更加艰难。

下面是一些触发思想，它们往往使一个人感到情绪不安。在你出现过的想法前打钩，然后在空白处填入任何其他的触发思想。如果你记不起你使用过的触发思想，回想最近一次你觉得不高兴、愤怒、悲伤、沮丧、担心或焦虑的情形，然后回忆一下那些当时让你觉得更糟的想法。这就是你的触发思想。例如：

_____ "我是个白痴/蠢蛋/低能/ _____。"

_____ "我什么事都做不好。"

_____ "我是个失败者。"

_____ "我不称职。"

_____ "没人会爱上我。"

_____ "我相当不可爱。"

_____ "我做错了什么事情？"

_____ "我已经崩溃了。"

_____ "没人关心我。"

_____ "人人都抛下我。"

_____ "人们老是伤害我。"

_____ "我无法信任任何人。"

_____ "我会永远孤独下去。"

_____ "没有_____的帮助，我一生都是失败的。"

"我不应该得到幸福/成功/爱/ _____。"

_____ 其他想法：_____

_____

　　很显然，如果触发思想持续占据你的注意力并且使你产生痛苦的情绪，它就会成为你生活中一种强大的消极力量。但是记住，在产生触发思想的同时，吉姆也运用了应对思想，即："错误总是难免，人无完人。"这样一来，吉姆就感觉平静多了。如果你正确使用应对思想，你会发现它同样是一种十分强大的力量。在这一部分，你会学习三种认知技巧来帮助你对付触发思想和压迫性情绪。这三种认知技巧分别是：思想和情感的解脱、应对思想以及平衡你的想法和感受。

练习：思想和情感的解脱

　　思想解脱（Hayes et al.，1999）是在第3章"掌握正念的基本技巧"中介绍过的一种练习，但它作为一种情绪调节技巧是如此重要，有必要在这里重申。思想解脱是一个技能，帮助你从你的想法和压迫性情绪中"脱钩"。这种技能需要运用你的想象力。其目的是使你的想法和情绪形象化，无论是以图片还是文字形式，让它们在没有造成伤害之前从你身边飘然离去，并避免沉迷于其中，不去分析他们，不死死纠缠。

　　通常，人们发现，想象他们的思想和情绪以下列某种方式离你远去是很有帮助的。但如果你已经使用过不同的形象化手段，如果你想创建类似的方法，选择最适合你的来做。这里是一些例子：

　　• 试想，坐在地上看着你的想法和情绪随着云彩游荡开。

　　• 想象这样一副场景，坐在小溪边，看着你的想法和情绪随落叶随波漂去。

　　• 看着你的想法和情绪写在沙滩上，然后被浪花冲刷干净。

　　在进行这项练习时记得要继续使用全盘接受的概念。把你的想法和相关的情绪当成任何东西都行，不要由于与它们的争斗或自我批评而分心。只要让这些想法和情绪自由来去就行了。

　　为了达到情绪调节技能的目的，你可以使用一两个思想和情感解脱练习。你可以在练习开始时不带有任何先入为主的想法，只是观察任何思想和相关情绪的出现，然后任它们来来去去而不会被它们所迷惑。或者你可以在开始这项练习时，首先着眼于你触发思想中的一个。回想一下最近出现的触发思想的令人痛心的记忆。注意你的情绪和身体有什么感觉，然后开始思想解脱练习。在这种情况下，来自这一事件（以及触发思想本身）的记忆会自动进入你的思想之中。这时，继续像往常一样观察这些想法和情绪的来去，而不要分析它们或被它们所左右。

开始练习前阅读一下指令，让自己熟悉这些体验。如果你觉得听指令会更加舒适，使用录音设备缓慢地，甚至一个词一个词地录下这些指令，你可以在练习的时候聆听。当你第一次使用思想解脱技巧时，设定一个烹饪定时器或闹钟，时间为3~5分钟，进行思想和相关情绪的练习时，闹钟响起就停止。之后，当你更加习惯于使用这种技巧时，你可以将闹钟设定较长的时间，比如8~10分钟。但不要指望你第一次就能做这么长时间。

尽可能地经常进行这项练习。然后，当你能运用自如时，你就可以在日常生活中释放触发思想和令人痛苦的情绪了，只需要简单地闭上眼睛，想象你的思想和情绪飘然远去。

指令

首先，设置好计时器后，在一个安静的房间里找到一个舒适的地方坐下。关闭任何令你分心的声音。做一个稍微缓慢、长长的呼吸，放松，并闭上眼睛。

现在，在你的想象中绘制这样一个场景：你观察自己的思想来去，不管它是由海滩或一条小溪，在一个田间或一个房间或任何地方。尽最大努力想象自己在这场景中。

这么做之后，你也会开始意识到你出现的思想。接着开始观察这些出现的思想，无论它们是什么。不要尝试停止你的思想，尽最大努力不要批评自己的任何思想。只是观察想法的出现，然后，用无论你选择哪一种技巧，观察想法渐渐地消失。

如果你有任何的想法是一个触发思想，只需要提醒自己有了一个触发思想，观察它带来的任何情感，然后以任何你选择手段让思想和情感走开，而不要沉迷于它们或者分析它们。

无论这些思想或情感是大还是小，是重要的或不重要的，看着它出现在你的心目中，然后用你选择的任何手段让它慢慢飘走或消失。

在你观察你的想法和情绪浮动消失时，保持呼吸缓慢，吸气和呼气都是。

当注意到痛心的情绪因为你的思想而出现时，让它们飘过你的想象。

只需静静继续观看想法和感受的出现和消失。用最适合你的方式以图片或文字描述自己的想法与感受。尽最大努力观赏思想和有关感情的出现和消失而不要被它们纠缠进去，并不要批评自己。

如果有一个以上的思想或感觉同时出现，那就看着它们一起都出现和消失。如果思想和感情来得非常快，尽最大努力观察它们全都消失，但不要被它们中的任何一个纠缠进去。

继续慢慢呼吸和观察想法及感受的来来去去，直到你的计时器到时。

当你结束时，做一个慢慢地深呼吸，然后慢慢打开你的眼睛，将注意力放在房间上。

使用应对思想

应对思想，旨在当你处于一个令人痛苦的情形时安抚你的情绪。它们是一些提醒你自己的实力、过去的成功和一些通常保有的真相的陈述。你还记得丢失了表的吉姆所发生的事情吗？本来，他认为，"我很粗心，我是白痴"，这使他感到沮丧。但后来他运用了应对思想"错误总是难免，人无完人"就觉得轻松多了。你在第2章"承受痛苦的高级技巧：改善现状"中已经了解了如何使用自我鼓励的应对思想，但它们在帮助你调节情绪方面是如此重要，因此需要在这里重申。在下面的应对思想列表中，你会发现很多的应对思想可以在你处于一个令人痛苦的局面时用来提醒自己的实力和过去的成功。

找一些你觉得强有力的、积极的应对思想，或你自己创造一些。然后把它们写在一张卡片上放进的钱包，便于你面对困难的情形时提醒自己。或把它们写在粘贴纸上，粘在你可以随时看见的地方，比如你的冰箱或镜子上。你越频繁地看到这些安抚和自我肯定的思想，它们就越快成为你思考过程中的有机部分。

下面列出了一些很多人觉得有帮助的应对思想（McKay et al.，1997）。在那些可能会对你有所帮助的项目前打钩，并创建你自己的思想。

应对思想列表

_____ "错误总是难免，人无完人。"

_____ "这种困境不会永远持续下去的。"

_____ "我已经经历了许多其他的痛苦，并且经受住了考验。"

_____ "这次我也能挺过去。"

_____ "我的心情像浪潮一样来得快去得也快。"

_____ "虽然我的感受让我不太舒服，但还能接受。"

_____ "我有些焦虑，不过仍能处理这种状况。"

_____ "我有足够的能力处理发生在我身上的事情。"

_____ "这是一个机会，可以让我学习如何应付我的恐惧。"

_____ "我还能驾驭，它不会让我乱了方寸。"

_____ "我可以使用我现在所有可用的时间让这件事过去并放松自己。"

_____ "我以前能撑过类似的情形，这次也行。"

_____ "我的焦虑/恐惧/悲哀不会要了我的命，它只是让我现在感觉不太好而已。"

_____ "这些都只是我的感受，最终它们会自动消失。"

_____ "有时感到难过/焦虑/害怕没有什么错。"

_____ "我控制我的生活，而不是我的想法。"

_____ "如果我愿意，我能想到的不同念头。"

_____ "我已经脱离危险了。"

_____ "那又怎样？"

_____ "这情况很讨厌，但只是暂时的。"

_____ "我很强大，我能处理这事。"

_____ 其他想法：_____

_____

平衡你的想法和感受

正如你已经知道，很多事情都能引发你的压迫性情绪。但如果你只注意到所发生的事情的一部分，你仍然可能被你的情绪所压迫。这种思维类型被称为过滤（Beck，Rush，Shaw，& Emery，1979）。例如：

· 泽娃是个每科都拿 A 等的好学生。她总是进入学校的优秀学生名册，而且已经获得了第一志愿大学的全额奖学金。但有一次数学测试她考砸了，精神完全垮掉。"我是个十足的失败者，"她想，然后很快就感到压抑、沮丧和愤怒。

· 安东尼奥问他的女朋友能否在3点过来。她回答在7点以前她都很忙，她只能在那个时候过来。安东尼奥立刻觉得很愤怒，并指责她对自己不闻不问。

- 珍妮佛在一个典型的中产阶级家庭长大，有一个相当良好的周边环境。通常，她的父母是她坚强的后盾并对她呵护有加。然而，当珍妮佛5岁的时候，有一天，她的父亲因为她顶嘴而惩罚了她，她被禁足一周。后来，长大后，每当珍妮佛回忆起她的童年生活，她只记得这件事，而且一想起这件事，就感到很难过。

你注意到每个人在思考过程中的"过滤"行为了吗？泽娃被一次仅次于 A 的成绩压垮，因为她过滤掉了过去所有获得的成功。安东尼奥过滤掉了他的女友说她会在另一个更方便的时间过来的事实。而珍妮佛过滤掉了她的所有积极正面的童年生活而只把注意力集中在一次不那么愉快的经历上。

想象一下，如果你一直戴着黑色的太阳镜生活，那么你就不可能看见世界的多姿多彩。想一想，你可能会过着一种受限制、沉闷无聊的生活。同样，如果你过滤自己的经历，把注意力只集中在令人不快的方方面面，那么，你也就选择了一种受限制、毫无满足感的生活。

为了平衡你的想法——当然还有你的情绪，——我们来看一看支持情绪刺激性事物的两面性的证据：

- 支持自我批评的证据vs.你是个好人的证据
- 只有坏事发生在你身上的证据vs.好事也会发生的证据
- 没人关心你的证据vs.人们的确关心你的证据
- 你就没做对一件事的证据vs.你曾经成功过的证据
- 目前的情形糟透了的证据vs.还没有你想象的那么糟的证据
- 坏的证据vs.好的证据

看到"全景图"正好与"过滤"相反。但如果你以前一直都把注意力集中在生活中的负面证据上，这可能很难做到。不过，你可通过审视与你痛苦的想法和感受相反的证据来学习如何看到全景图。这些常常被有压迫性情绪的人忽略的事实，补充了全景图的剩余部分，并常常可以改变你对某种状况的感受。最后，通过练习，你可以对你的经历进行更少的过滤而且更少地被你的情绪所压迫。

为了看见全景图，请使用以下指南。每当你发现自己处于一种被情绪所压迫的情形时，问问自己这些问题：

1. 发生了什么事？
2. 你对此有什么想法和感受呢？（具体）。

3.有什么证据支持你的想法和感受呢？

4.什么证据与你的想法和感受相矛盾？

5.有什么更准确和更公平的方式去思考和感受这种情况？

6.怎么才能以一种健康的方式来应对这种情况？

自然，当你开始觉得被一种情况所压迫时，首先问问自己，发生了什么事。这是最好的起点。认清究竟是什么使你感到不高兴。以泽娃为例，她可能会意识到，因为她的数学测试成绩不好。

第二，确定你的想法与感受。请记住，你的想法极大地影响你的感受。但如果你的想法被过滤而你不能看见全景图，那么你的想法更有可能造成压迫性、令人沮丧的情绪。在泽娃的例子中，她认为，"我是一个失败者"，从而使她觉得不堪重负、沮丧和愤怒。

第三，问问自己，有什么证据支持你对这种情况的想法和感觉。这通常是个简单的问题。如果你过滤了你的经历，那么你看到的只是消极的、令人沮丧的事实，人们总是容易找到很多使人感到痛苦和压抑的理由。毕竟，这是常有的事。泽娃可以轻易地指出为什么她觉得沮丧：她一直以来努力学习，但考试成绩不理想，是她历年来考得最差的一次。

不过，第四个问题，对于挣扎于压迫性情绪中的人而言通常是一个新的挑战。它要求人们以一种更深入的方式看待问题，并指出与你的想法和感受相矛盾的证据。比如，想象一下站在街上和坐在飞机上，这个世界看起来是多么的不同。他们都在观察同一景观，但坐在飞机上的人能更好地观察整体即全景图。

同样，你需要研究更多的影响你感觉的事实和证据，并且编织你的全景图。正如你在前面看到的例子，人们往往过滤掉生活中积极的因素，忽略一些可能帮助他们改变感受的事实。如果你真的希望不再被你的情绪所压迫，那么你必须看到所有的事实。还记得泽娃过滤掉了什么吗？她是一个全科A等的学生，她的名字上了荣誉榜，她得到了一个第一志愿高校的全额奖学金。想想这些信息是如何与她的想法（"我是个失败者"）和感受（压抑、失望和愤怒）相矛盾。显然，泽娃过滤掉了她的全景图中非常重要的部分。

请记住，因为这个问题对你而言是全新的，所以它通常会花你一些时间才能思考出答案。因此，在开口说"没什么矛盾的证据"这话之前，给你自己几分钟思考一下某些可能的事实。对自己公平、友好一点。对你的任何想法总有支持和反对的证据。而且就算是只有些微矛盾的证据，也请添加到你的全景图中去。考虑一下泽娃的例子。就算她的例子不同，她是一个 B 等生或者只是一个努力学习的学生，那么这些事实仍然可以改变她对考试分数较低的感受。事实或矛盾的证据再小也不应该忽略。

接下来，请记住与触发思想相矛盾的新的证据，问问自己是否有一个更准确和更公平的方式去思考和感受当时的情况。这是一个关注你的情绪和使用全盘接受法的好机会。请记住，这个练习旨在帮助你以一种全新的方式观察你的情绪反应，它不是用来批评你的。因此，不要责怪你自己。尝试接受你自己和你的情绪，继续以一种全新的方式关注你的情绪。在这个步骤中，将新的证据添加到你的全景图中，并尝试创建一个更准确和更公平的方式去思考和感受。在现实中，这可能不会马上改变你的感受，但是它会帮你注意到你以后可以如何来感受这种情况。如果运用了这些技巧，泽娃的答案可能会是："感觉失望没什么错，因为我学习了不少但并没有完全掌握。但就这一次考得不好而已。我大多数时候都是得了 A，总的来说，我还是不错。"

最后，泽娃会问，"我该怎样以一种健康的方式来应付这种情况呢？"这就是你应该从书中的技能和技巧中吸取的东西，以帮助自己分散注意力，放松和应对。举例来说，泽娃可以使用一些痛苦忍受和自我安抚的技能来平息她的情绪，比如与朋友交谈或听一些轻松的音乐。她也可以使用正念冥思技能，像正念呼吸或思想解脱。或她可以使用应对思想，比如"人无完人，每个人都会犯错"。

很明显，使用练习中的这些问题不会神奇般地立刻改变你的感受。但是问问你自己这些问题可以帮助你认识到被你过滤掉的那些事实，同时，它也会向你展示将来遇到相似情形时你可能有什么样的反应。然后，通过练习，你将开始以一种更新的、更健康的方式应对那些类似的情形。

纵观全局也会给你的未来带来希望。很多过滤自己经历的人觉得无望甚至绝望，是因为他们只看到了生活中的问题和困难。但是对相反证据的寻找拓宽了他们的视野，让他们看到生活中确实包含了一些积极的经历。寻找反压迫性情绪的证据就像摘掉了太阳镜，使你可以看到生活中的各种色彩，而那就是一种充满希望的经历。

使用下列证据日志（表6.4b）来帮助你识别支持或反对你的想法和感受的证据。将它们打印出来，并随身携带一份。以后，当你处于压抑的情形时，看看这些记录，它将帮助你看到全景图。使用下面泽娃的例子（表6.4a）作为参考：

表6.4a 全景图证据日志（例子）

问　题	回　答
发生了什么问题	我数学考试得了一个较低的成绩
结果，你有什么想法和感受（具体）	想法："我真是个失败者" 感受：不堪重负，沮丧和愤怒
有什么证据支持你的想法和感受	我尽最大努力认真学习，但我仍只得了一个不良。这是我全年得到的最低等成绩了
有什么证据反对你的想法和感受	我是一个全科都得A的学生。我的名字被计入学校荣誉名册。而且我得到第一志愿高校的全额奖学金
考虑所有的证据，什么是用更准确和更公平的方式去思考和感受这种情况的	感觉失望还可以接受，因为我学习了很多东西但并没有很好地理解它们。但这只是一次较低的成绩而已。我大多数时候都是获得了A，总的来说，我做得不错
你应该怎样做才能以一种更健康的方式处理这种情况	和我的朋友聊聊天。听我喜欢的音乐。使用思想解脱法。进行正念呼吸。使用我的应对思想："没有完美的人，每个人都会犯错误"

表6.4b 全景图证据日志

问　题	回　答
发生了什么问题	
结果，你有什么想法和感受（具体）	
有什么证据支持你的想法和感受	
有什么证据反对你的想法和感受	
考虑所有的证据，什么是用更准确和更公平的方式去思考和感受这种情况的	
你应该怎样做才能以一种更健康的方式处理这种情况	

增强你的正面情绪

在你第一次拿起这本书之前，你大概是一个关于痛苦情绪的专家，而且对一个充满痛苦情绪的生活深有体会。不过，现在你明白，很多经历压迫性情绪的人对自己愉快的情绪大打折扣，将愉快的情绪过滤出来，或从一开始就没有给自己经历这些愉快情绪的机会。因此，他们只关注自己的痛苦情绪，如愤怒、恐惧、悲伤，而很少注意到他们愉快的情绪，如快乐、惊喜和爱。

也许你之前也是这样，但现在你已经明白，留意自己的愉快情绪是非常重要的。随着你继续使用辩证行为疗法来改善你的生活，你会希望找到更多的方式来体验愉快的情绪，尤其是当你的生活中已经缺少愉快的情绪时。这并不是意味着你再也不会经历痛苦的感觉。这是不可能的。生活中每时每刻，我们都可能经历痛苦的情绪。但你的生活不一定由它们主宰。

一个非常可靠的将注意力集中在愉快情绪的方法，就是要自己为自己创造愉快的经历。这个技能你已经在第1章"承受痛苦的基本技巧"中学习过，但它值得在这里重申。要为自己建立一个更为平衡、健康的生活，需要每天花一些时间为自己创造一个愉快的经历，并记录下这个经历为你带来了怎样的感受和想法。

如果你需要帮助来想出愉快的经历，参考一下第1章中的"开心活动总汇"。然后使用下面的"开心活动记录"（表6.5b）和"例子记录"（表6.5a）下你做了些什么，有什么感受，以及对此有什么想法。请记住，每天尝试为自己做一些愉快的事情。这是理所当然的。

表6.5a　开心活动记录（例子）

什么时候	做了什么	有什么感受	有什么想法
周三晚上	我洗了个热水澡	非常平静和放松	"我应该经常这样做。"
周四下午	在上班的地方吃了一顿可口的午餐	满足和高兴	"我喜欢吃好东西，就算我负担不起而不能一直吃它们。"
周四晚上	我关掉电话看了一部电影	很好；笑了不少	"我总是看不够喜剧片。"
周五晚上	与我的男朋友共进晚餐	兴奋、紧张、快乐	"我希望我们能够经常像这样出来。"

什么时候	做了什么	有什么感受	有什么想法
周六早上	我到寺庙接受了一些宗教服务	神圣、特别、平静	"我应该经常来这儿。"
周六下午	我在湖边散步	平静和安宁	"这湖真是美丽。"
周六下午	散完步后我吃了一个冰淇淋	就像我年轻时一样幸福	"我喜欢这样高兴。"
周六晚上	我待在家里阅读	放松和安静	"有时候，安安静静地做一件事情是很不错的。"
周日早上	睡了个懒觉	休息得很好	"我一周总是得不到足够的睡眠。"
周日晚上	洗了个泡泡浴	非常放松	"我应该每晚都这样做。"

表6.5b 开心活动记录

什么时候	做了什么	有什么感受	有什么想法

7

情绪调节的
高级技巧

本章，你将学习到四个情绪调节的高级技巧：

1. 留心你的情绪，但不妄作评判。
2. 情绪宣泄。
3. 逆情绪行为。
4. 解决问题。

在第3章掌握"正念的基本技巧"中，你已经了解到怎么识别和描述你的情绪。在本章节中，情绪宣泄将进一步帮助你了解两个重要的事情。首先，你将了解到如何观察情绪的自然生理循环，注意情绪的起起伏伏、转移变化、新旧更迭。其次，你将认识到，在不刻意逃避和抵制的情况下，你有这个能力忍受和控制内心强烈的情绪冲动。在本章中你将有机会练习如何稳定自己的情绪，即便你很想逃避或者通过一定的行为举止宣泄情绪，比如大声叫喊、撞击或撕毁物品。对于学会如何才能不畏惧自己的情绪，情绪宣泄是一个至关重要的过程。并且，情绪的宣泄可以提高情绪调节技巧。在更多的宣泄训练之后，当你再次面对严峻的情绪挑战时你将会变得更加自信。

本章节中，除了关注情绪变化而不妄作判断和情绪宣泄之外，你还将学习到另外一种行为技巧，叫做逆情绪行为。激动的情绪会在两方面影响你的行为举止。首先，你会不自觉地改变面部表情和肢体语言，这都是你情绪的写照。如果你很生气，可能就会一脸怒容，紧握拳头。如果你心里很恐惧，可能就会耸起双肩，眼睛睁得如铜铃般。其次，第二种行为变化来自伴随每种情绪的行为冲动。比如说愤怒，就可能会产生想要叫喊和撞击的冲动，而恐惧会促使你退缩。"逆情绪行为"是一种可以阻止情绪冲动所造成的无效反应并且帮助舒缓情绪的策略。

下一步就是要学习关键行为分析和解决问题的技巧，以便于更有效地处理高亢的情绪。认识情绪的成因，学习如何应用另一种策略来应付情绪激动的时刻。

本章中最后一个任务就是要向读者们介绍一个叫作"每周调节"的实践体系。这种体系有助于你持之以恒地练习已经学过的情绪调节技巧。

不带评判地密切关注你的情绪

学习关注情绪而不妄作判断可以有效降低消极情绪加剧而造成更多痛苦的概率。

练习：关注情绪而不妄作评判

这种技巧首先要求留意自己的呼吸。当你呼吸时，集中注意力感觉穿过喉咙的空气，感觉自己肋骨的延展收缩，以及横膈膜的扩张。在4~5次缓慢的深呼吸后，你可以做以下两件事情之一：（1）观察你当前的感觉，或者如果你无法识别当前的情绪属于哪一种；（2）回想一个最近你经历过这种情绪反应的场景。如果你想起了一个场景，那么就尽可能多地注意那个场景的细节。尽量回忆谈话的内容及你和其他人的所为。

在开始练习之前认真阅读练习指令，熟悉这种经历。如果用耳朵听练习指令让你更为舒服，你可以选择用录音设备将指令用一个低沉平稳的声音录下来，这样便可以边听指令边练习这项技巧了。

指令

平缓呼吸，将你的注意力放到能感受到某种情绪的身体部位。是在你的胸口、腹部、肩膀、面部还是头部？是在手臂上还是腿上？注意各种和情绪相关的生理感官。现在注意这种感觉的强度。强度是在增加还是在减弱？这种情绪是令人愉悦还是使人痛苦？设法为情绪命名或者描述它们的一些特点。

现在尽量去关注你的思想。你对这种情绪有什么想法吗？这种情绪会左右你对他人或自己的判断吗？继续留意你的情绪、观察你的判断。

想象一下你的判断属于以下情形之一：

- 一片树叶漂浮在小溪上，蜿蜒曲折而下，消失在视线之外。
- 一则网络广告突然弹出，在电脑屏幕上一闪而过。
- 在铁路交叉口，一列货车车厢中的一节从你面前经过。
- 一片云朵从刮风的天空中飘过。
- 一则写在布告栏上的通知，你走近了这个布告栏并且快速地经过。
- 在沙漠中的公路上有一支浩浩荡荡的卡车和汽车队伍，其中一辆车从你身边疾驶而过。

选择以上画面中最符合你要求的一个。最关键的是要留意你的判断，将你的判断置身于布告栏、树叶或者货车车厢中，然后让它离你而去。

继续观察你的情绪。当你对自己或他人的判断和看法开始成形的时候，将其形象化（树叶、云朵、布告栏，等等），并且在判断消失的时候继续留心关注。

现在提醒自己有权利去体会自己所有的感觉。情绪来来去去，就像大海的波浪，时而高涨时而回落。不管你感觉到什么，无论这种感觉有多强烈或者痛苦，都是合情合理和必不可少的。舒缓地呼吸，承认情绪就像是暂时寄居在你体内然后会消失的东西。

注意你判断性的想法，将这些想法形象化，然后让其自然远去。任你的情绪自然发展，就像海上的波浪潮起潮落。情绪被驾驭一段时间后会自然消退。这都是很自然很正常不过的事情。身为人类就是这样。

最后进行3分钟的有意识呼吸来结束训练，计算你的呼气次数（数1、2、3、4然后重复），将注意力集中到呼吸时的感受上。

回过头来看这个练习，你可能会发现其实练习并不轻松。留意自己的判断然后让其离你而去，你可能会感到怪异陌生。但你是在做一些重要的事情——你是在学习观察判断性的思想，而不是被其控制。我们鼓励你每天练习3~4次，然后再进行下一阶段的练习。

记住，练习观察情绪而不妄作评判这个技巧的关键步骤如下：

- 集中注意你的呼吸。
- 集中注意你的情绪（当前的或过去的）。
- 注意与情绪有关的生理感受。

- 给情绪命名。
- 关注对自己、他人或者情绪本身的判断，然后让其自然远去。想象"小溪上的树叶"的情境或者其他画面。
- 观察情绪，情绪就像海上的波浪。
- 提醒自己你对自己的感受有支配的权利。
- 继续观察，然后任由判断消失。
- 最后进行3分钟的正念呼吸。

情绪宣泄

　　直面你的情绪冲动，而不是有意回避它们，这是辩证行为治疗的一个主要目的。情绪宣泄使你能接纳自己的情绪，不再畏惧它们。

　　你要做的第一步就是以日志（表7.1b）的形式记录自己的情绪波动，以便更好地注意自己具体的情绪变化以及应对措施。在接下来的一周，把每一次大的情绪波动都记录在日志里。在"事件"一栏里写下这次情绪的起因。起因可以是内心的，也可以是来自外界的。可以是一个想法、一段回忆或其他的感情，也可以是你或者别人说过的话和做过的事。在"情绪"一栏里用一个字或一个词来概括你的情绪。在"应对"一栏里记录下你为了摆脱这种情绪所采取的应对措施。你试图压抑或隐藏你的情绪吗？你的反应是大吵大闹还是忍气吞声？你的应对记录能帮助你辨认情绪，并有助于你在这一章稍后进行情绪宣露练习。

实例：情绪日志

　　琳达一直被愤怒以及被排斥的感觉所支配。下面是她在圣诞节前一周的情绪日志（表7.1a）。在此之前，她离异的父母都没有邀请她一同过节。

表 7.1a 琳达的情绪日志

时　间	事　件	情　绪	应　对
12/18	弟弟打来电话，问我去不去爸爸家过圣诞节。但是爸爸并没有邀请我	难过，感到被排斥，愤怒	说"不去"，口气很不耐烦。改变话题，说他很傻，还老想着和家人待在一起。告诉他爸爸根本不喜欢他
12/18	我对弟弟说了过分的话	愧疚	由愧疚变得恼怒。给爸爸发了条短信，在短信里骂他是个混蛋，不肯邀请我
12/19	给妈妈打电话，但是她正忙着，没空和我多聊	感到被排斥，愤怒	认为她是个多么糟糕的母亲。给她发了短信，告诉她不用麻烦从她那些"要紧事"中抽时间给我打回电话
12/20	在一家玩具店的橱窗里看见一座漂亮的玩具城堡。回想起过去我常常得到的那些寒酸的圣诞礼物，而且父母总是在圣诞节过后才想起来买给我	感到被排斥，伤心	买了一个冰淇淋，边吃边看着身边挤挤攘攘的人群为圣诞采购忙碌着。觉得他们就像愚蠢的蚂蚁，是节日的奴隶
12/21	给爸爸买了一个皮包	生气、愧疚	希望他能在圣诞晚会上拆开礼物，并为没有邀请我感到后悔。写了一条虚情假意的短信，说他"是个了不起的爸爸"，并为我之前的那条短信道歉
12/22	妈妈打来电话	感到被排斥，生气	对她很冷淡。她请我参加圣诞节前的晚餐，我以"很忙"为理由拒绝了

表 7.1b 情绪日志

时　间	事　件	情　绪	应　对

当你回顾自己的情绪日志时，注意以下两点：第一，注意那些长期反复出现的情绪；第二，留意你通常的应对方法和结果。这些手段起作用了吗？几个小时后你感觉好一些了还是更糟？

需要宣泄的情绪是那些反复出现的情绪和你试图压抑却带来更多痛苦的情绪。你试图压抑这些情绪，却收效甚微，甚至适得其反。由此你需要学着面对它们，感受它们，而不是像往常那样回避它们。回避通常是没有效果的，还会给你造成更多问题。

琳达回顾了她的日志以后，意识到她用来应对被排斥感的手段（攻击或责难他人，表现得冷淡或是排斥他人）只能让她的境况越来越糟。最后她陷入深深的内疚与懊悔中；而她与家人的关系也似乎更加疏远。

琳达需要学会如何对待自己的情绪，学着观察情绪，而不要采取一贯的回避态度。宣露自己的情绪对她将会是一种非常重要的技能，详述如下。

练习：情绪宣泄

一旦你开始感觉到某种情绪，就按照下面的步骤去做。你可以把这个指令读出来，也可以录下来放给自己听。

指令

做3~4次横膈膜式呼吸。感受气流通过咽喉，充满肺部并扩张你的横膈膜。慢慢呼吸的时候，注意身体的感受，特别是腹腔和胸腔。注意自己的脖子、肩膀还有面部。（如果你在录音，请在此处停顿数秒。）

现在注意你的情绪。集中注意力直到你能感觉到你的情绪。向自己描述这种情绪并把它记下来。然后注意这种情绪的强度并试着用词语来描述其强度。接着注意这种情绪是在增强还是在减弱。如果把这种情绪比作波浪，那么正处于波浪上的哪一点？是正在上升的波前，还是波峰，还是开始下降的波后？（如果你在录音，请在此处停顿数秒。）

接下来注意情绪上的任何变化。是否有其他新的情绪开始交织于第一种情绪？自我描述产生的任何一种新情绪。继续观察并用语言形容情绪的特征和强度的变化，哪怕是最微小的一点变化。（如果你在录音，请在此处停顿数秒。）

随着观察的继续，你可能想要阻止这种情绪，让它消失。这是正常的，但是请试着继续再多观察一会儿，并继续描述自己的感受且留意情绪上的变化。（如果你在录音，请在此处停顿数秒。）

不被自己的情绪左右，既不爆发也不回避，更不去伤害自己，这时会是怎样的感觉呢？只是去觉察这种情绪而不采取任何行动。

提醒自己这一波情绪会过去的，就像人生中无数的情感起伏。波浪袭来又退去。你曾经有过许多欢乐的时光。这一波过去，你又会再次恢复平静。观察这波情绪并让它慢慢过去。

如果此时你对自己或他人产生了看法，留意它但不要去管它。如果你对这种情绪产生了看法，留意它，但也不要去管它。尽可能地试着接受这种情绪，把它当成生活中的一次抗争。

继续注意自己的情绪。如果情绪在发生变化，采取听之任之的态度，并描述你的感觉。继续留意直到情绪转变或者减弱。（如果你在录音，请在此处停顿数秒。）

做几分钟的有意识呼吸，结束这次练习。一边数着呼吸的次数，一边专注于每一次呼吸的感受。

我们建议你在刚开始做情绪宣泄的时候时间不用太长，比如说5分钟。当你习惯了专注于情绪时，方可以接受更长时间的练习。在结束前一定要做有意识呼吸，因为这不但可以松弛你高度紧张的神经，有助于你得到休息，还能加强你的冥想技巧并增强自我效能的信心。

请记住情绪宣泄练习的关键步骤：

- 专注于你的呼吸。
- 注意身体内部的感觉。
- 留意并描述你的情绪。
- 注意情绪是在增长还是减弱，把它想象为波浪。
- 描述任何一种新的情绪或情绪的变化。
- 留意想要压抑情绪的想法，但要继续观察。
- 注意由情绪产生的冲动，继续观察不去管它。
- 注意（对自己、别人或这种情绪本身）产生的看法，不去理会。
- 继续观察直到情绪改变或减弱。
- 又进行正念呼吸几分钟，结束练习。

实例：关注情绪和情绪宣泄

五年多来，亚当都在前妻带给他的伤害与愤怒中度过。他们现在共同抚养两个孩子，一个7岁，一个10岁。孩子们每周都在父母家各待半周。但几乎每次交谈时，亚当的前妻都会说些难听的话，让亚当很生气；不仅如此，亚当接连几天都会处在愤怒的情绪之中，一心只想着怎样用言语或行动来报复她。

关注情绪而不妄作评判练习似乎让亚当胆怯了，但不断的情绪波动又让他感到疲惫不堪，而最近医生也警告他血压偏高。于是，他开始关注自己目前的情绪——与前妻不扯上关系。意外的是，他常常感到的是悲哀而不是生气。

当亚当留意到自己的悲哀情绪时，他感觉到了腹部和肩上的沉重感。他头脑里突然浮现出自己负着重担的身影。随后他作出评判——他不够坚强，他不是个好爸爸，也搞砸了自己的生活。他注意到了这些想法，但并不去理会，而是把它们想象成从面前经过的一列货车而已。

亚当并没有去抵制这种悲哀情绪——他看着它高涨继而消退，仿佛海浪。于是他允许自己难过。如此练习一段时间之后，留意情绪而不作判断，让其自然消失变得越来越简单了。而亚当对通过有意识呼吸来冷静自己的能力也更有信心。

情绪的宣泄更有挑战性。在这一练习中，亚当决定直面因前妻而产生的情绪。他的第一个宣泄机会是在前妻的一通电话后。电话里前妻指责他："穷，从不主动为孩子花一分钱。"

然后亚当开始留意这番话对他身体产生的影响：他浑身发热，在胸膛和脖子里，有种让人心烦意乱的压迫感（他不知道这是不是高血压的原因）。现在，他对自己描述出这种愤怒：强硬而尖锐，深深的厌恶感在汹涌澎湃。他还留意到另一种感觉——无助甚至几乎是绝望——好像事情绝不会好转，绝不会改变。

当绝望感愈来愈强，亚当留意到自己有一种企图想制止或压抑这种情绪的冲动——他想喝啤酒，并开始盘算如何反击前妻——亚当努力地继续留心自己的情绪，不是抓住某种特定的感受不放，而是留心关注他所感觉到的一切。

亚当还意识到很想对这种绝望采取行动。他想发火，他想打电话给前妻，对她叫喊，说她在破坏他与孩子的关系。然后想象自己驾着车，径直撞向一棵树——为了报复，也为了了结他的痛苦。

当亚当注意到他的感觉，判断不断地涌现。前妻太可恶，他怎么那么愚蠢，会跟她结婚，让她毁了自己的生活，把一切变得混乱不堪，使他难以继续生活下去。他很努力地把每一个想法装上货车，任其远去，尽管这样做有一定的难度。

一段时间以后，亚当注意到一些变化让他自己都感到惊讶。只要他不执著于那些想法和判断，绝望感就会淡化，渐渐淡化成一种类似遗憾的感觉。

现在亚当又把注意力集中到呼吸，计算着，关注着他每一次呼吸。3分钟后，他感受到了从未有过的平静——虽不是世上最棒的感觉，却足以让他继续生活下去。

逆情绪行事

无可厚非，你可以肆意去感受你所感受到的一切。即使这些感觉很痛苦，你的情绪也是合情合理的。但更大的问题是情绪导致的行为，因为由情绪激发的行为往往会产生破坏性的后果。任由怒火操纵你去言语相击只会破坏你的人际关系。任由恐惧支使你逃避重任和挑战只会让你的工作停滞不前。

另一个问题是冲动行为只会强化你原有的感觉。你感到的不是释然，而是愈加情绪失控。这就是逆情绪行为产生的原理。它不会对你的情绪火上浇油，而是帮你调节并改变情绪。下面是些逆情绪行为的例子（表7.2）。

表7.2 举例：逆情绪行为

情　绪	情绪导致的行为	逆情绪行为
气恼	攻击、责备、伤害、叫骂	证实，避免或者分散注意，轻言细语
害怕	逃避，耸起双肩	面对你所害怕的，做你所逃避的，挺起胸膛
悲哀	封闭、逃避、悲观、消沉、垂头丧气	积极，参与，定目标，挺直站立
内疚／羞愧	惩罚自己，忏悔、逃避、封闭	如果没有确定是内疚，就继续做使你内疚的事；如果确定是内疚感，就赎罪、补偿

请注意，逆情绪行为改变的不仅是肢体语言（手势、面部表情），还有实际的行为。逆情绪行为并不是指否认或假装情绪没有产生，而是一种调节。承认你的情绪，但用相反的行为来减弱这种情绪，或者激发一种新的情绪。

逆情绪行为的六个步骤：

1.从承认自己的感觉开始，用语言描述情绪。

2. 自问是否有个好理由去调节或减弱情绪强度。它控制你吗？它有没有驱使你做些危险或毁灭性的事情？

3. 注意伴随情绪产生的特定的肢体语言和行为 [参考下页表格（表7.3b）里的"情绪引发的行为"一栏]。你的面部表情如何，你的手势是什么？你说了些什么，又是怎么说的？特别是你对这种情绪的反应如何？

4. 明确逆情绪行为。你怎么才能放松面部和身体，不至于尖叫出"我很生气"或"我很害怕"？你怎样才能把你的姿态转变成表达信心和活力，而非沮丧？怎样才能前进而非退缩，是什么让你害怕？生气时，你怎样承认或忽视而不是抨击？为逆情绪行为制订一个计划，具体描述你的新行为。

5. 全力以赴去做逆情绪行为，并制订一个期限。你能坚持逆情绪行为多长时间？当你全心投入这种行为，牢记为什么你想调节情绪。你曾经的冲动行为导致过怎样的后果？你有没有付出过惨重的代价？

6. 密切关注你的情绪。在你做逆情绪行为时，注意你本来的情绪是如何变化或发展。逆情绪行为，顾名思义，给大脑传递一条信息——最初的情绪对自己不利——于是它帮你转换成一种不那么痛苦的情绪。

现在就该制订高级计划了。识别出一些高频情绪，然后用逆情绪行为来帮助你调节情绪。

填写"逆情绪行为计划表"（表7.3b）很简单，但其实非常重要。在这个工作表里，你会明确你今后可能会感觉到的一些情绪，并准备为之做出与以往完全不同的应对措施。

下面就举例说明。还记得琳达和她在圣诞节之前所做的"情绪日志"吗？当她开始执行"逆情绪行为计划表"（表7.3a）时，她确认了几个逆情绪行为，认为它们有助于减弱她的怒气、被排斥感和负罪感。以下就是她的决定。

表7.3a 琳达的逆情绪行为计划表（例子）

情　绪	情绪引发的行为	逆情绪行为	持续时间	结　果
被排斥感，愤怒	1. 退缩 2. 攻击性 3. 小小的报复心理	用轻柔，不带攻击性的语气说出所受到的伤害；不粗鲁；迅速结束对话；为自己做点什么，而不是计划报复	持续到对话结束	对话更冷静，没有激化为争打。我用礼貌的方式表达了自己的感受
内疚	假惺惺攻击性	立刻道歉，但同时也告诉他们我不喜欢他们这样对我	持续到对话结束	人们欣赏我的诚恳。我诚恳地表达了自己的感受

　　几周后，琳达查看逆情绪行为的结果，看新的行为是否奏效。她发现按照逆情绪行为计划，愤怒情绪消退更快，用平缓的语气大声说出自己受到的伤害似乎也更能减轻郁闷。起初，她一直害怕承认被排斥感，因为这会显出她更脆弱。但试过几次逆情绪行为后（例如告诉她父亲在圣诞节不能跟他一起使她很难过），琳达发现愤怒常常变得不那么强烈和令人痛苦，她也不再那么自怨自艾了。

　　采取逆情绪行为有一定难度，我们不会假装它很容易，但逆情绪行为是可以迅速削弱强烈感情的利刃。恐惧常常转化为力量，悲伤常常转化为专注，愤怒常常转化为超然，愧疚和逃避常常转化为主动。计划逆情绪行为能让你极其有效地调节情绪。

表7.3b 逆情绪行为计划表

情　绪	情绪引发的行为	逆情绪行为	持续时间	结　果

解决问题

有时情绪调节应始于强烈感情爆发之前。解决问题关注的是引发性事件从而找到更新、更有效的应对方法。

行为分析

解决问题开始于行为分析，就是追踪一系列引起不良情绪的事件。行为分析表将引导你一步一步进行分析。

例子：行为分析表

当山姆对他的愤怒反应进行行为分析时，发现了很多意料之外的内在因素。

山姆的行为分析表

1. 不良情绪：对岳母的愤怒
2. 突发事件
   - 外部事件：岳母的造访。当她看到我的房子时一副厌恶的表情。
   - 心理活动：房子需要粉刷。院子杂草丛生，杂乱败落。这地方是个垃圾堆。
3. 次级事件

   a.情绪：悲伤；

   心理：我痛恨这个地方。

   b.情绪：耻辱感；

   心理：为什么我要在这种糟糕的地方生活？为什么我不能生活得更好？我知道为什么——因为我是个失败者，我赚不到钱！

   c.行为：责怪岳母没有在我们需要的时候给予帮助，不在意我们的困难，所以当她提出异议的时候，我发火了。

注意，外部事件——岳母的造访——只是一系列引起愤怒的事件之一。而大多数事件来源于自己的内心活动和其他痛苦的感受。如果山姆想更好控制怒火，他需要确认自己想改变这一系列中的哪一个环节，再用解决问题作出一个不同的反应。

此举的目的在于通过在强烈感情冲昏头脑之前改变行为，从而削弱强烈情绪。首先，完成行为分析，决定想要改变突发事件或次级事件的哪一步。这必须是（1）你可以掌控的事件（例如自己的心理活动或行为）；（2）改变后可能会减少不良情绪的事件。

就山姆而言，他决定改变自惭形秽的想法和言语的攻击。他意识到多年以来，同样的情况经常反复出现。他首先产生自惭形秽的想法，这个想法很快成为无法承受的痛苦，然后他通过从别人身上找茬来掩盖自己的耻辱感，从而导致怒火中烧和最终的攻击行为。

一旦你通过自己的行为分析表找到了想要改变的突发事件或次级事件，下一步就是用以下三种问题解决技巧。

行为分析表

1.不良情绪：_____

2.突发事件（不良情绪前发生的事）

- **外部事件**：是否发生了你无法控制的事情（失业、生病、糟糕的消息，等等）？

  _____

- **心理**：不良情绪前，有什么心理可能激发了或加剧了你的反应？

  _____

- **情绪**：之前是否有不同的情绪激发了你的反应？

  _____

- **行为**：你或者他人是否做了激发你反应的事？

  _____

3.次级事件：突发事件后马上理清（在不良情绪产生前）发生了什么事。把它们分解成一系列步骤（a,b,c）。

    a.心理：_____

      情绪：_____

      行为：_____

    b.心理：_____

      情绪：_____

      行为：_____

    c.心理：_____

      情绪：_____

      行为：_____

当你完成了行为分析表，你就会明白情绪是怎么形成的。情绪总是被激发出来的，有时候是内因，像自己的心理活动或感觉，有时还有多重原因。所有这些原因都该去认知并追踪。

ABC 问题解决技巧

这是你完成行为分析表后问题解决的第二步。它会教你解决问题的要领。

A．多种选择（Alternatives）。思考多种其他的应对反应。怎样改变突发事件或次级事件中的心理活动或行为？

B．最佳选择（Best ideas）。回顾重温下表中的各项，选择一两个最佳实施办法。

C．实施决心（Commitment to implementation）。确定尝试新的应对方式的时间、地点，写下新的想法或行为。

多种选择：头脑风暴

让我们跟随山姆的例子（表7.4）看看解决问题的步骤。山姆列出了两个清单，一个代替使他自惭形秽的想法，另一个改变他的攻击性行为。

表 7.4　山姆的头脑风暴

代替自惭形秽的想法	改变攻击性行为
• 想一想我做得正确的事情 • 提醒自己这件事多么让我抓狂，最后我又是怎样怒火冲天 • 转移注意力；听音乐 • 从米莉（他妻子）那儿寻求支持 • 开车兜风；拍拍照片	• 在谈及一个人消极面的时候事先证实 • 绝不在心烦意乱或感觉羞辱时作出评判 • 给出书面而不是口头的回馈。我太生气了，说了些刺耳的话 • 说话前先想想别人的感受 • 批评别人前先征求米莉的意见，看是否太过火

最佳选择：评估

山姆重温评估他想出的不同主意，然后决定试试以下方法：

1.我要转移注意力，听听音乐或研究摄影。

2.评论任何人前都先过米莉那关。如果要作出批评，需给出深思熟虑的书面回馈。

实施决心

最后，山姆决定下一次拜访岳母时实施对岳母的计划，特别是在与她单独相处时和她说出令人不快的话时。

注意，山姆用具体的变通方式替代了发火前的一些内心活动和行为，并且确定了在什么情况下实施新计划。

问题解决的关键在于准确地知道你要改变的行为，以及实施的时间、地点。越准确具体，效果就越好。现在，用你自己的行为分析表里的例子，按照同样的步骤，写下你的想法，以便制订实施计划。

每周调节

定期运用新技巧，情绪调节才能达到最佳效果。每周调节日志表作为提醒机制能帮助你达到此目的。以下是你应该注意的技巧：

- 管理体质弱点（表7.5）
- 管理认知弱点（表7.6）
- 留意并记住正面的事情（表7.7）
- 观察并接受情绪（表7.8）
- 逆情绪行为（表7.9）
- 问题解决（表7.9）

每周调节日志表应该每周日晚填写，并复印数张。回顾过去的一周使用过的技巧，并在用过的技巧方框内做上标记。

表 7.5　每周调节日志表之体质弱点

	周 一	周 二	周 三	周 四	周 五	周 六	周 日
• 针对身体疾病或痛楚提前采取措施							
• 饮食均衡							
• 不吸毒酗酒							
• 睡眠充足							
• 体育锻炼							
• 用放松法或冥想法减轻压力和紧张							

表 7.6 认知弱点

	周　一	周　二	周　三	周　四	周　五	周　六	周　日
• 认知了引发性事件或内心活动							
• 使用了应对心理							
• 留意到了至少一件正面的事情							

表 7.7 本周积极正面的事情

星期一

1.＿＿＿＿＿＿＿＿＿＿＿＿＿＿＿＿＿＿＿＿＿＿＿＿＿＿＿

2.＿＿＿＿＿＿＿＿＿＿＿＿＿＿＿＿＿＿＿＿＿＿＿＿＿＿＿

3.＿＿＿＿＿＿＿＿＿＿＿＿＿＿＿＿＿＿＿＿＿＿＿＿＿＿＿

星期二

1.＿＿＿＿＿＿＿＿＿＿＿＿＿＿＿＿＿＿＿＿＿＿＿＿＿＿＿

2.＿＿＿＿＿＿＿＿＿＿＿＿＿＿＿＿＿＿＿＿＿＿＿＿＿＿＿

3.＿＿＿＿＿＿＿＿＿＿＿＿＿＿＿＿＿＿＿＿＿＿＿＿＿＿＿

星期三

1.＿＿＿＿＿＿＿＿＿＿＿＿＿＿＿＿＿＿＿＿＿＿＿＿＿＿＿

2.＿＿＿＿＿＿＿＿＿＿＿＿＿＿＿＿＿＿＿＿＿＿＿＿＿＿＿

3.＿＿＿＿＿＿＿＿＿＿＿＿＿＿＿＿＿＿＿＿＿＿＿＿＿＿＿

星期四

1.＿＿＿＿＿＿＿＿＿＿＿＿＿＿＿＿＿＿＿＿＿＿＿＿＿＿＿

2.＿＿＿＿＿＿＿＿＿＿＿＿＿＿＿＿＿＿＿＿＿＿＿＿＿＿＿

3.＿＿＿＿＿＿＿＿＿＿＿＿＿＿＿＿＿＿＿＿＿＿＿＿＿＿＿

星期五

1.＿＿＿＿＿＿＿＿＿＿＿＿＿＿＿＿＿＿＿＿＿＿＿＿＿＿＿

2.＿＿＿＿＿＿＿＿＿＿＿＿＿＿＿＿＿＿＿＿＿＿＿＿＿＿＿

3.＿＿＿＿＿＿＿＿＿＿＿＿＿＿＿＿＿＿＿＿＿＿＿＿＿＿＿

星期六

1.＿＿＿＿＿＿＿＿＿＿＿＿＿＿＿＿＿＿＿＿＿＿＿＿＿＿

2.＿＿＿＿＿＿＿＿＿＿＿＿＿＿＿＿＿＿＿＿＿＿＿＿＿＿

3.＿＿＿＿＿＿＿＿＿＿＿＿＿＿＿＿＿＿＿＿＿＿＿＿＿＿

星期天

1.＿＿＿＿＿＿＿＿＿＿＿＿＿＿＿＿＿＿＿＿＿＿＿＿＿＿

2.＿＿＿＿＿＿＿＿＿＿＿＿＿＿＿＿＿＿＿＿＿＿＿＿＿＿

3.＿＿＿＿＿＿＿＿＿＿＿＿＿＿＿＿＿＿＿＿＿＿＿＿＿＿

表 7.8   观察并接受情绪

	周一	周二	周三	周四	周五	周六	周日
• 观察了情绪							
• 没有因情绪冲动行事							
• 没有评判情绪							

表 7.9   应对情绪

	周一	周二	周三	周四	周五	周六	周日
• 使用了逆情绪行为							
• 使用了行为分析技巧							
• 使用了问题解决技巧							

8
人际效能的基本技巧

高效人际交往的基本技巧，是由莱恩汉（1993a）将社交技能培训（McKay, Davis, & Fanning, 1983）、自信心训练（Alberti & Emmons, 1990; Bower & Bower, 1991）和倾听技巧（Barker, 1990; Rogers, 1951）三者合并而成的一个综合体系，以应用于辩证行为治疗中。为完善整个体系，我们还另外补充了协商谈判技巧（Fisher & Ury, 1991）。

人际关系很重要但同时也极其脆弱。它给我们带来了爱、陪伴和支持。然而，有些时候，它可能会支离破碎以至于无法修复。要让人际关系健康长存，你需要人际沟通技巧，在这一章和下一章中，你将学到这些技巧。在所有这些技巧当中，最必要和最重要的就是自信，这是一种（1）敢于提出要求；（2）勇于说不；（3）敢于就冲突或矛盾进行协商谈判而又不破坏人际关系的能力。但是，在学习自信之前，你有必要知道一些至关重要的事情。

全心关注

良好的人际关系需要呵护。无论是爱人、朋友、同事，还是一个合伙用车的伙伴，维持良好的关系，首先取决于要善解人意，以及对双方交流进程的关注。在谈话过程中，使用你在第3章到第5章练习的冥想技能，你可以通过观察对方的面部表情、肢体语言、声调以及用词，来确定交往中其情绪和状态。

关注，意思是说你的思维应该以当前的会话为中心——而不是思考接下来你想说什么或者是沉浸在某些回忆当中。这意味着你要全身心关注眼前的所见、所闻及所感。就好像你可以集中注意力呼吸、走路甚至是刷盘子一样，你也可以给予当前的时刻以全心关注。当留心关注时，你会发现在困难或问题向你袭来之前你就能提前察觉到，并能争取足够的时间提出具体清晰的问题，从而有助于你及时更正误解。

不给予关注——脱离于你与他人交往的当前时刻——付出的代价是沉重的。你最终可能得到以下结果：

- 错过有关他人需要和反应的重要提示信息。
- 不恰当地表现出对对方的畏惧感和看法。
- 因"惊讶"于对方的负面反应而动怒或者有意回避，而这些负面反应本来是你提前能够预见到的。

全心关注也包括留意与他人交往时你自身的感受。你需要从对方身上得到些什么（例如：更多关注或帮助）？你是否需要改变双方之间的交流进程（比如：批评的话语、要求、唐突的问题）？你对正在进行的谈话有着怎样的感受（受伤害，悲哀、失落、羞耻、焦虑）？留意你心里的想法和感受有助于你在动怒或有意回避之前就弄清楚双方关系中需要改进的地方。

总之，人际交往技巧首要的一点就是要培养全心关注的能力，因为它可以帮助你解读双方交往关系中的重要信息。

练习：全心关注

在接下来的这个会话中，你将充当一名当前时刻的观察者角色，注意观察对方的身体和言语行为。如果你发现有任何含糊不清或难以领会的地方，就提出简洁明了的问题。例如：

- 你感觉怎么样？你还好吧？
- 我们怎么样？我们还好吧？
- 我们之间的谈话进展如何？
- 我留意到_____，这准确吗？
- 你没事儿吧？我们呢？

此外，在互动中同时留意你自己的需要和感受——这些都需要去沟通吗？为了促进双方关系你会怎么表达呢？

比尔已注意到他的女朋友吉娜在用餐时在看别处。当他问："我们之间没事儿吧？"时，她告诉他，没有被邀请参加他的办公室聚会她感到很伤心。趁着这个机会，他解释说他不喜欢公司聚会，只打算在那里待上几分钟而已。

消极被动与咄咄逼人

人际交往模式对你的人际关系有很大的影响。消极被动有时看起来似乎是安全的。你按照其他人所期望的方式行事。但从长远来看，被动最终会给人际交往带来灾难性后果。当你屈从于别人而放弃自己的需要时，你心里会产生挫折感和怨恨。最终，这种关系变得让人很痛苦以至于你会恼怒、沮丧或逃避。被动所带来的矛盾就是，在短期内，屈从似乎会有助于维护彼此的关系。但是，从长远看，这种模式将会导致一种你无法忍受的人际关系，这时你必须摧毁这种关系以终止其造成的痛苦。

相比之下，过于强势也会破坏人际关系，因为它会使你难以接近。咄咄逼人的人际风格通常有两个来源。第一个是强烈的对错感，认为事情应该怎样就是怎样的。尤其是你十分清楚别人本应该怎样行事。你明白什么样的行事方式才是正确或者错误的。当别人的行事方式违反你的意愿，你可能会觉得非常有必要惩罚他们。

第二个来源是希望能控制人际交往活动。事物总是以某种方式发展，期望得到某些结果或不发生某种结果。因此，当对方违反了你的对错感，或未能按照你的期望办事，你就会感觉到非常的愤怒。企图控制事情发展会给你带来更大压力。有时控制欲太强，你可能会暴跳如雷甚至是赶走对方。

消极被动和咄咄逼人都会破坏双方关系。任何一种方式都会给你或者你所在乎的人带来痛苦。下一章将给你介绍的是一种介于二者之间的方式：自信心培养技能。借助于自信技能这个工具，你就能达到交往的目的、设定限度，也能就矛盾冲突进行和谈——而不造成愤怒情绪或者自我强迫感。

练习：确定个人风格

回想一下最近你最重要的五次人际交往活动。在能反映你的典型行为的陈述旁打钩：

_____ 1.即使我不喜欢某事，我还是能正确处理，相安无事。

_____ 2.即使会让人不高兴，我还是要求别人按照正确的方式办事。

_____ 3. 无论别人做什么或说什么，我都试图表现出亲切和随和。

_____ 4. 在心里给值得的人留一席之地。

_____ 5. 我总是尽力去体会他人的需要和感受，即使自己的需要被忽略。

_____ 6. 我知道自己想要什么并始终不放弃，即使造成必然的不愉快。

_____ 7. 当发生冲突时，我倾向于妥协，让事情按照别人希望的方式发展。

_____ 8. 如果别人做事方式不恰当或不合理，我不会善罢甘休。

_____ 9. 我情愿拒绝交流也不愿说些让人不高兴的话。

_____ 10. 你无法忍受别人的自私或愚蠢；你必须告诉他们，直至他们明白自己在做什么。

_____ 11. 我不管闲事，别人爱怎么样就怎么样。

_____ 12. 如果别人忽略了我的需要，或者坚持让我做办不到的事情，我会越来越不高兴，直至引起他们的注意。

如果你倾向于勾奇数项，那么你的人际风格属于消极被动型；如果你勾偶数项，那么你可能属于咄咄逼人型。

"我要—别人要"比例

每一种关系都涉及双方，各取所需。有时他们寻求同一种东西，如陪伴、娱乐、平静、安宁，这些都很容易。但是当他们需求的东西不一样或一方需要而另一方又不愿意给予时，麻烦就来了。要维持一段关系，你必须做到下面几项：

- 知道并说出你想要的。
- 留意且弄明白对方想要的。
- 和对方谈谈，协商或者让步，这样至少可以满足你部分的要求。
- 尽可能地满足对方的要求。

如果"我要—别人要"比例不平衡，你们的关系就会变得不稳定。善解人意并采取积极的措施化解矛盾冲突，对于维持一段健康长久的关系至关重要。

练习："我要—别人要"

下面的练习（表8.1）将帮助你评估"我要—别人要"比例。选择一种你想评估的关系。在左栏中填上你想从这段关系中获取的东西。

在"结果"一栏中，填上你的要求被满足的程度。在右边的两栏中，把对方的情况也这样填写。现在来看看表中每一边的结果。是不是其中一方获得的东西更多？对于双方没有被满足的需求，双方怎样处理？当事人是忽略还是协商？这种不平衡是否导致相互指责或者逃避？

表 8.1 "我要—别人要" 评估表

我想要的	结 果	别人想要的	结 果

"我想—我应该" 比例

每一段关系都应该在你觉得应该做什么和你想做什么之间保持一个微妙的平衡（这也是为维持这段关系或对方的利益）。 如果总是着眼于自己的所需所得而忽略对方的需求或感受，你将很快引起别人的反感。而如果过多地注重 "应该"——应该为对方做什么，应该如何去做——这段关系又会像是沉重的负担，让人想逃之夭夭。

对于很多人来说，"应该"可能会成为控制性力量，它迫使人们忽略自己的需求，奔命于做无私的老好人却没有意识到其实自己已变得多么压抑和绝望。这种否定自我的痛苦会越来越大，迟早会因为忍无可忍而不得不逃避或结束这段关系。

练习："应该"

在每一项符合你的想法或感受的描述前划钩。

_____ 在这段关系中你应该尽可能地有求必应，即使这意味着要将自己的需要置之不理。

_____ 当某人处于悲痛之中，你应该尽全力去帮助他们。

_____ 你任何时候都应该充满爱心，善解人意。

_____ 当知道对方不想给予的时候不应该做出任何要求。

_____ 看别人的脸色行事总是不会错，即使这意味着要对自己的需求和感受保持沉默。

_____ 你不应该拒绝别人。拒绝是不礼貌的。

_____ 你不应该说出让人不安的话。

_____ 你应该积极回应别人的需求，因为他人的需求应该放在首要的位置。

_____ 你绝不应该伤害或冒犯任何人。

_____ 你不应该令他人感到失望。

你勾的选项越多，说明你在人际关系中自我否定就越多，对错意识就越强烈。注重怎样对待别人并没有错，但是当这些意识远远超过了你争取自己需求的能力，你将在任何一种关系中都会感到无助。

技巧培养

完善你的人际交往技巧需要不懈的努力。虽然改变交往模式并非易事，但当由于你不懂得如何解决双方之间出现的问题而导致一段你很珍视的关系破裂时，它就变得非常重要了。本章和下一章将介绍新的方法，谈谈如何在人际关系中扮演正确的角色和发挥适当的作用。这些方法有的行之有效，有的却可能不适用，而且有时你会忘记使用它们。然而这些方法的作用将会使你惊叹不已，它们或能改善双方会话的质量，或能有效地解决问题。

如果运用这些技巧失败——如果你结束了关系或者有意回避——会让人很难受，但也是无可厚非的。不断将学到的新的人际交往技巧运用于实践，你将获得以下结果：

• 帮助你有效地处理人事关系。

• 更有效地获得自己想要的东西。

• 有效地解决冲突而不破坏关系。

• 用新的交往方式代替旧的不良的交往模式（发怒或逃避），从而增强你的自尊心。

重要的人际交往技巧

以下六大核心人际交往技巧会让你的人际交往焕然一新：

1. 清楚地知道你想得到什么。怎样做到呢？有时，你会有一种需求感或者是不适感。关键是要留意并找到一种恰当的方式在你的内心描述自己的感受。

2. 用一种保护而不是破坏这种关系的方式开口索求你想要的。在下一章中我们将提供一种非常有效的方法和模式。但眼下关键在于你要以一种清楚但不带攻击性的言语表达出你的需求，让对方以具体的行动给予反馈。

3. 协商双方相冲突的需求。抱着没有胜负、没有输赢的意愿是平心静气谈判的先决条件，充分理解和肯定各自的需求。一旦双方都有退让和妥协的可能，各自的需求都能得到适当地满足。下一章我们将介绍一些易于操作的冲突协商的技巧。

4. 收集相关信息。在人际交往中一个最重要的步骤是了解对方有什么需求，他们的顾虑、愿望，等等。收集信息可能会遇到下面的障碍：

（1）错误地以为你已经了解对方的所需。

（2）将你自己的顾虑、需求和感受投射到对方身上。

（3）担心自己像是在打听别人的隐私。

（4）担心得到最坏的答案。

（5）不知道如何询问或询问什么。

下一章将给您介绍获取信息的有效策略。

5. 用一种不会破坏关系的方式说"不"。一般有三种方式：

（1）优柔寡断型：通常会被对方忽略。

（2）坚决强硬型：咄咄逼人，让人敬而远之。

（3）恰到好处型：语气肯定，既考虑到别人的需求和感受，同时明确表达自己的办事原则。

前两种只能破坏双方的关系，因为最终会有一方感到被控制而不满。我们将在下一章进一步阐释如何实施第三种拒绝方式。

6. 按照你的价值观做事。在一段关系中过于被动或强势都将伤害双方的自尊心，因为其中一方会感到自己的需求和感受被忽略。清楚地意识到怎样对待别人是有效交往的关键。问问自己，"我到底想要一种什么样的关系？"一种相互爱恋的关系？相互信赖的关系？或是彼此忠诚的关系？希望通过使用本手册中的技巧和练习，你开始思考你对众多关系的重视程度。依照你的"重视程度"行事是确定众多关系性质的关键步骤。当一段无价值的关系破裂时，你不必感到太过惊讶。尝试为每一种关系设定积极正面的意旨和价值，再依照你的目的和宗旨采取相应的行动。

练习：认识人际价值观

在下面横线上列出你在人际交往中一些伤及自尊的行为，包括对自己或他人任何情感上伤害。而且要写下你本来可以做到却没去做的事。

例如：只要有人批评我，我就会发脾气。

_____

_____

_____

_____

然后，在下面空白处就待人的方式列出你的一些看法。它们是决定你与他人在交往关系中如何行事的基本原则。

例如：听到我爱的人说出伤人的话对于我来说很重要。

_____

_____

_____

_____

当你比较你所列的这两项内容时，看看你是否使用了有悖于你原则的人际交往策略？哪些核心价值观是你最不以为然的？而当你违背了自己的价值原则时，你与他人的关系又受到了怎样的影响？

在接下来的一章里，你将会学到一些人际交往策略，帮你达到目标的同时维护你的自尊。

使用人际交往技能的障碍

不管你在使用新的人际交往技巧的道路上多么费尽心思和多么孜孜不倦，都会遇到很多一时阻碍你成功的绊脚石。但是不要灰心——认清这些障碍便成功了一半。一旦你知己知彼，便可全心备战以克敌军。下面是些最常见的问题：

- 咄咄逼人的旧习
- 消极被动的旧习
- 压迫性情绪
- 无法认清自己的需要
- 恐惧
- 有害关系
- 误思

旧习——咄咄逼人型

在你的家庭中，你观察到他们是怎样解决人际关系问题的，然后你便开始模仿他们的作为。如果你的家人面对冲突时只会满腔怒火、怨天尤人或者逃避退缩，那么你也很可能学会使用这些策略。

使用畏惧、羞辱或者其他不良心理压力对他人施加影响的方法叫作嫌恶策略。一共有八项：

1. 漠视：这种方法传达给对方的信息就是他或她提出的要求或感受是无理的、不重要的。例如：你都已经看了一整天的电视了，凭什么要我马上回家做这做那呢？

2. 抽身而退：即"不能做自己喜欢的事我就走人。"人们对于被离弃的恐惧感会驱使他们作出诸多牺牲来避免它的发生。

3. 威胁：按我说的去做，否则后果自负。大发雷霆，让他人的生活从此不得安宁是最常用的威胁。譬如：我下次再也不会麻烦你来帮我，我找别人去，这样满意了吧？

4. 指责：不管什么问题都归咎于他人。既然是他们惹的祸，就应该他们去摆平。例如："我们每个月信用卡都透支，都是因为天底下就没有你不喜欢的商店！"

5. 轻视：这个对策是要让对方觉察到自己提出某些想法或需要的愚蠢无知。例如：你总说想去那个湖边，而唯一的后果就是被弄得过敏悻悻而归。

6. 让对方感到内疚：这一对策传达的信息是对方在道义上是站不住脚的，他过分的要求必须要收回。如：如果你根本不相信我，那我认为我们之间的关系出了问题。

7. 转移谈话重心：不再谈论对方的事转而谈论自己。如：你想怎么做不关我的事，我只知道我现在很受伤。

8. 剥夺：收回你给予对方的某种形式的支持、愉悦或帮助作为他所作所为的惩罚。例如：因为同伴不肯出钱买一台新相机，约翰说："我可提不起那个兴致去爬山，真是无聊透了。"（摘自 McKay, Fanning, & Paleg, 1994）

当你看到所列的这几条时，是否觉得似曾相识？试着回想你以前用过的嫌恶策略，它们是否影响了你的人际关系呢？而这些又是你希望改变的吗？阻止嫌恶策略的最佳方法就是留意观察。

练习：冲突记录表

下面这份冲突记录表（表8.2）对你应该有所帮助。

表 8.2　冲突记录表

日　　期	我的需要	我的行为	嫌恶策略	后　　果

旧习——消极被动型

消极型旧习同咄咄逼人型的旧习大相径庭。在家里，你可能早已学会如何平息一场纠纷或者作出让步。同样地，你可以用同样一个冲突记录表来进行分析（只需将第四栏的 "嫌恶策略" 换成 "消极策略"）。

做好记录之后，试问自己：

- 什么样的情形或需要促使你使用嫌恶或消极策略？
- 你最经常使用的是哪种策略？
- 通过使用这些策略你得到自己想要的了吗？
- 通常又会引发什么样的情绪后果呢？

下一章的"自信果断"技能将给你提供更有效的应对方法来代替你常用的厌恶反应及被动反应。

压迫性情绪型

情绪过激是另一阻碍人际交往技能发挥的主要因素。当你心烦意乱时，你的美好愿望和精心计划有时可能会成为泡影。尤其对于那些在暴力家庭中长大的人，愤怒可能会引发解离性漫游症。在那样一种游离的心理状态下，他们会在事后觉得自己不可能做过那样的事或说过那样的话。就如一位先生坚持说："我叫我妻子滚出去，这简直就不像我说出的话，我像着了魔一样，被外界的某种力量控制着。"

有明确证据显示愤怒和解离状态会导致情感暴力甚至是肢体暴力。眼看着压迫性情绪即将摧毁你来之不易的人际交往能力时，你该怎么办？现在试着学习做两件事情。首先，将注意力集中在那些你将要失控的危险信号上，当然，不同的人有不同的信号，以下是一些典型信号：

- 全身发热，脸涨得通红。
- 心跳加速。
- 呼吸急促。
- 手掌、手臂、额头、肩膀肌肉收缩。
- 语速加快或音量提高。
- 有强烈的求胜心，一心想要打倒或挫败对方。

练习：危险情绪和行为

在下面的空白处，列出你在过去有失控征兆的危险情绪或行为：

_____

_____

現在，当冲突出现苗头时，注意这些危险信号。一旦发现，就可以运用所学的另一个技能。当你开始发觉受情绪压迫时，使用正念呼吸法（见第3章）。做舒缓的横膈膜呼吸，并且把所有的注意力集中在对呼吸的生理感受上。这将帮助你平静下来，并且断开使你情绪失控的神经网路。

无法认清自己的需要

如果在特定状况下你不知道自己需要什么，那么人际交往技巧对你就没有多大帮助了。若不能明确表达你的需求，你就只会遭遇挫败。下一章的第一部分为你提供了一些策略，用以辨认你需要对方作出哪些行为上的具体改变。一旦你明确了自己的需要，就可以在关于"自信果断"和"提出简单的要求"章节中学会大声说出自己的要求。

恐惧

当你害怕面对某件事情的时候，人际交往技能就往往会被抛到九霄云外。你会满脑子装满灾难性的"假如"而无法清晰地思考："假如我被拒绝了该怎么办？""假如我丢了工作怎么办？""假如我承受不了该怎么办？"对不幸后果的忧虑使你心生恐惧，从而采取攻击性和厌恶性的策略；或者使你完全逃避所面对的状况。无论怎样，唯一的结果就是使你表现不佳和行为不得力。

和正念呼吸一样，慧心冥想（见第4章）可以帮助你克服恐惧。除此之外，另一个办法就是直面可能导致不良后果的担忧。具体有两个步骤。

练习 1: 风险评估

注意下面的"风险评估"工作表（表8.3），"风险评估"分成四栏。在第一栏中写下你的担忧；在第二栏中列出你认为这些担忧会成为现实的依据；在第三栏中则写下所有可能的证明不幸不会发生的依据。然后对比所有这些正反两面的证据，在第四栏中写下你对不幸发生的百分率的估算。

练习 2: 风险计划

在工作表的"风险计划"（表8.4）这一部分中，想象一下你所担心的不幸真的发生了。你会怎么应对呢？你能从别处得到帮助吗，比如家人或者朋友？你有如何尽己所能应对这种状况的计划吗？你有什么技巧能帮你渡过难关？

你需要多复印几份"风险评估"／"风险计划"工作表，在担忧可能破坏你的人际交往技能时一次次使用。

表8.3　风险评估

我的担忧	会发生的依据	不会发生的依据	会发生的百分率

表8.4　风险计划

运用你所有的技巧和资源制订一个应对计划，以防你所担心的情况发生。

1.＿＿＿＿＿＿＿＿＿＿＿＿＿＿＿＿＿＿＿＿＿＿＿＿＿＿＿＿＿＿

2.＿＿＿＿＿＿＿＿＿＿＿＿＿＿＿＿＿＿＿＿＿＿＿＿＿＿＿＿＿＿

3.＿＿＿＿＿＿＿＿＿＿＿＿＿＿＿＿＿＿＿＿＿＿＿＿＿＿＿＿＿＿

4.＿＿＿＿＿＿＿＿＿＿＿＿＿＿＿＿＿＿＿＿＿＿＿＿＿＿＿＿＿＿

5.＿＿＿＿＿＿＿＿＿＿＿＿＿＿＿＿＿＿＿＿＿＿＿＿＿＿＿＿＿＿

6.＿＿＿＿＿＿＿＿＿＿＿＿＿＿＿＿＿＿＿＿＿＿＿＿＿＿＿＿＿＿

不利关系

在人际关系中，别人使用嫌恶策略来对付你，会使你的人际交往技能难以实施。不管你怎样下决心要自信果断，不盛气凌人，也不消极被动，但他人的责怪、威胁和藐视都可能使你的努力功亏一篑，你要么会大发雷霆，要么一走了之。

最好的办法就是对这些人敬而远之，因为他们本性难移，你无法避免遭受他们的侵犯。然而，如果有些人你无法逃避，比如说你的老板或家人，那么你必须做两件事。第一，你对付这些人之前必须头脑冷静，用有意识呼吸法或者慧心冥思可以使你精神集中。第二，你需要根据以往的经验，精确地预测对方可能采取的行为，然后制订一个详细的应对计划。提前计划的制订和详细的应对构思将使你不再重蹈行为不力的覆辙。请参考下一章关于果断自信部分中的技巧，帮助你摆脱恼人的困境。

误思

运用人际交往技能的最后一个主要障碍在于人际关系的四个破坏性的误思：

1.如果我有某种需求，就意味着我是错的或不好的。

2.我无法承受别人的愤怒和拒绝。

3.拒绝他人或提出要求是自私的。

4.我什么都控制不了。

每一种误思都会妨碍你提出要求和设定限度。让我们一一加以分析。

• 误思1　每个人都需要从别人那里获得某种东西，不论是关注、支持、喜爱、帮助，或只是简简单单的礼貌。我们不可能自我满足，我们的一生都不断在与别人协商谈判以获得保证身体或感情生存的一切。所以有所求并非可耻或者错误，而是人之常情。与这个误思形成鲜明对照的一个健康的应对观念就是："我有权提出要求。"

• 误思2　被别人生气地拒绝很令人伤心。有时拒绝如此冷酷无情而且出乎意料，可能使你不知所措，但你真的承受不了吗？想想你一生中遭受过的拒绝吧——虽然难以承受，但你都挺过来了。毫无疑问，拒绝让人伤心，但是因为从不提出要求而长期承受痛苦才是最糟糕的。与这个误思形成鲜明对照的是一个健康的应对理念就是："即使别人不给予，我也有权说出我的需要。"

• 误思3　也许因为早期的家庭教育给你传达了这样的一个信息：你的需求没有什么大不了的，或者比起他人的需求显得很次要，你可能觉得索取是自私的。但仔细想一想，真是这样吗？你有什么缺陷或者错误让你的需求变得相对不重要了呢？事实是所有人的需求都是有道理的，而且都是同等重要的。提出需求和设定限度并不自私，纯属正常、健康和必要的。一个人的生存就在于了解自己所需并提出来。因为如果不提出来，人们就不会关注。一个有益的应对观念就是："提出需求是正常和健康的。"

   • 误思4　控制是相对而言的。你无法控制别人的行为（即使一些人疯狂地尝试某种行为），但你能控制自己的行为。消极被动或者咄咄逼人的态度往往导致恶果。人们要么无视你的要求，要么发怒而抵触你。所以你就会感到无助——你使用的对策不得力。自信果断行为会有更好的收效。人们会更多地倾听，作出正面的回应。因此与这个误思截然不同的是一个有益的应对观念是："我可以选择更有效的行为方法。"

9
人际效能的
高级技巧

本章包含所有增强人际交往效果的实用技巧。学习并运用这些技巧，你会在人际关系中大大减少冲突并获得回报，从而改变你的生活。你与人们的关系会变得不同——满足感多于挫败感，支持多于离弃。在本章，你会学到以下具体的技巧：

- 了解你想要什么。
- 调节强硬度。
- 提出简单的请求。
- 作出果断的陈词准备。
- 倾听技巧。
- 学会说"不"。
- 应对阻力和冲突。
- 协商。
- 分析问题的关联性。

了解你想要什么

人际交往的效果应始于自我认识，你必须明白你的感受和要求。有关情绪调节的第6章和第7章将给出一些描绘不同的细微感受的词汇和将情绪分类的技巧。鉴于我们的意图，你可以通过一种叫"决策树"的简单决策过程来认清自己的情绪，它从基本的问题开始——这种感觉是好还是坏？痛苦还是愉快？如果感觉好，是否更像是满意、激动、性吸引、爱/倾慕、满足、喜悦、憧憬或饱享？如果感觉坏，是否更像是焦虑、恐惧、愤怒、怨恨、悲伤、痛苦、伤害、气愤、厌恶、困窘、羞愧、内疚、渴望、失落、孤独、空虚？"决策树"是下面这个样子：

情绪

好情绪	坏情绪
满意	（对未来的）焦虑
激动	（此刻对某事）的恐惧
性吸引	愤怒
爱	怨恨
满足	悲伤
喜悦	痛苦
憧憬	伤害
兴趣	气愤或厌恶
饱享	尴尬 / 羞耻
	内疚
	渴望 / 失落
	孤独 / 空虚

例如，艾伦意识到他和父亲最近的关系出现了问题，他看了看上面列出的情绪词，觉得最接近他此刻心情的词语是伤害——还带一点怨恨。艾伦知道，这或许和他父亲安排好的一次客人造访有关。此人带着他的新婚妻子来到这个城市。然而，在五天的观光中，他父亲只安排艾伦吃过一顿饭。一旦你确定用什么词来表达你的感受，接下来的问题就是，这种情绪让你想去改变什么？特别是，你想要别人在行动上作出什么改变？你是否要别人在某事上做得更多或更少？你是否想阻止某事？你是否想别人作出让你有不同感觉的另外的行为？

现在，用明确的字眼来考虑行为的改变吧。你想在何时何地看到这种改变？经常还是偶尔？新的行为确切是什么样子？

让我们把这个过程浓缩成一系列步骤。

练习：了解你想要什么

想一想你最近在人际交往中不愉快的经历。用下列的步骤把你的感受用文字清楚表述出来：

1.把你的感受写成文字：＿＿＿＿＿＿＿＿＿＿＿＿＿＿＿＿＿＿＿

2.你想要别人改变什么？

• 更多的＿＿＿＿＿＿＿＿＿＿＿＿＿＿＿＿＿＿＿＿＿＿＿＿＿

186

- 更少的_____
- 不再做_____
- 开始做_____
- 何时_____
- 何地_____
- 频繁程度_____

把这些信息用一个或几个句子表达出来：_____
_____
_____

　　有位女士，她姐姐经常批评她怎么养了一个有那么多毛病的孩子，于是她这样描述她想要的改变："我希望布伦达不要再评论麦克（我的儿子），不要再对我说我需要对儿子严厉些，我希望她不要再这样，特别是在熟人面前。我宁愿她关心我其他的事儿——我的工作、摄影、写作。"

　　要具体弄清楚自己的想法，就存在引起焦虑的问题。如：你有资格提要求吗？你敢麻烦别人满足你的需求吗？你有权强迫别人为你的利益去做事而让他们失望、恼怒吗？回答是肯定的。原因是，你是一个有感觉，有渴望，会受伤，时刻要面对痛苦的凡人，这一切给了你向人倾诉的权利。

　　不幸的是，很多人生活在忽略他们需求的家庭中，一生都不敢提出自己的要求——好像他们很糟糕，没有价值，好像他们的感受和痛苦一点都不重要。

　　为了提醒你作为人的价值和重要性，希望你阅读下列合法权利一览表（摘自McKay et al., 1983）。

你的合法权利

　　1. 你有权向他人表达需求。

　　2. 你有时有权将自己放在第一位。

　　3. 你有权体谅和表达你的情绪和痛苦。

　　4. 你对自己的信仰有最终决定权并视其为合法。

　　5. 你有权表达意见和信念。

　　6. 你有权表达你的经验——哪怕和别人的不同。

　　7. 你有权抗议不友善的对待和批评。

　　8. 你有权协商以谋求改变。

9.你有权请求帮助、精神支持或其他你需要的东西（虽然你不一定能得到）。

10.你有权说"不"，那并不意味你很坏或自私。

11.你有权拒绝向人解释。

12.你有权拒绝替别人承担责任。

13.你有权拒绝对某事表态。

14.有时，你有权麻烦别人或令人失望。

把以上最重要的或能令你解脱的权利写在卡片上，把它贴在你经常能看到的地方以便提醒自己，比如浴室的镜子上。

调节强硬度

你怎样提出要求应视情况而定。你要求的强硬度和程度应该取决于以下两个因素。

1.你的需要有多迫切

不迫切　1　2　3　4　5　6　7　8　9　10　很迫切

2.对方及你与他们的关系有多脆弱

很脆弱　1　2　3　4　5　6　7　8　9　10　不脆弱

注意，你可用10级制来评估这种差别。分数越高，你越应该坚持，分数越低，你越应该客气与温和。

练习：调节强硬度

想想最近发生的你需要别人作出改变的情况，用上面两个关键问题和记分方法对其作出判断。关于恰当的强硬度和施加压力你有了多少认识？在某种情况下，你是否过分了——或还做得不够？想象一下，如果你一开始就根据（1）需要的迫切性；（2）脆弱的程度来调整提要求的强硬度，事情是否会有不同的结果。

在你需要直抒胸臆的任何情况下都问问自己这两个问题。当你没有时间或不愿运用10级制评价系统时，记住"有多迫切"和"有多脆弱"能帮你快速地作出决定，声音的力度、强硬度和音量应掌握在什么程度上。

在这个练习中，雷歇儿评估了她和丈夫一些未解决的问题，其中一个尤其让人头疼。因为她想让丈夫参加3点钟召开的学生家长会，这正是他上班的时间，她丈夫不肯去，但是他们的儿子有阅读障碍，雷歇儿给这个问题的紧迫性打了8

分，给丈夫的脆弱度打了7分——不是很脆弱，雷歇儿因此觉得当初自己过于温和、过于妥协的态度是个错误。

提出一个简单要求

提要求的技巧有助于自我保护。问路，在餐馆里要求换位，请你的机修工向你说明更换了你小车哪些零件，请别人不要在你家抽烟——这些要求都有关自我保护和生活品质。如果你不能恰当地提出这些要求，就会很容易产生无助感和怨恨情绪。

简单要求的四个要素：

1. 一个简短的解释（任选）。用一句话说明问题。"这儿太热……""这些包太重……""要走的路太远了……""这东西看起来有点紧。"很多事不需要解释，如果需要，就简单解释一下。

2. 一个委婉的陈述。这点很重要，可以为你建立一个有礼貌，不苛责，通情达理的良好形象。委婉的陈述通常这样开头：

- "请问你是否介意……"
- "如果你能……那将太好了。"
- "如果你能……我将非常感谢。"
- （面带笑容）"我能要点儿……吗？"
- "嗨，我在想是否可以……"

注意，这些开场白可以消除戒备，和生硬的要求比起来，它们不大会遭到拒绝。

3. 直接具体地提出问题。你要清楚而准确地说出你的要求，不要带命令口气和个人情绪，用一种平和的，讲道理的方式。不要责备或暗示别人有错，让你的要求听起来合情合理——这样任何人都能包容。提问尽量用一句话——你越解释和修饰，越容易遭到拒绝。

4. 一个充满感激的表白。这会增加别人答应你的可能性，他们会觉得你很看重其所做的事，这里举几个例：

- "这真的帮了我的大忙。"
- "感谢你为此所做的努力。"
- "这样真的大不一样了。"
- "我为此衷心感谢。"

把这四个要素串在一起，简单的要求就像这样：

- 在餐馆里：今天太阳真大，你能不能把窗帘拉低点？非常感谢。
- 在地铁里：这儿有点挤，请你把手提包从椅子挪开让出点空间，行吗？谢谢你了。
- 坐朋友驾驶的车：和前面的车靠这么近，我有点紧张，特别是这个速度。和它再拉开点距离，好吗？谢谢你听我的。

练习：提出一个简单要求

如果你有时发现提要求有困难，你可以在日常生活的情境中大量练习，不妨试试下面的建议：

- 在大街上：问时间、问路、问某人身上款式特别的衣服在哪儿买的，请人换零钱。
- 在商店里：要求检验商品，咨询一些信息（如退货条款），要求看看还有没有更便宜或其他花色的商品，请别人给点建议（如："这些颜色搭配在一起协调吗？"），请求换零钱。
- 上班时：请求提供点信息，帮点小忙，把期限延长点，占用别人点时间，请别人给点意见。
- 在家里：请求改变计划、帮助、陪伴，或请求帮忙收拾屋子（"你同意我把这椅子搬到厨房去吗？"）
- 跟朋友家人在一起：请求帮助，问时间，请求搭个便车，请某人停止烦人的行为。
- 和老师或医生在一起：了解信息，寻求帮助来解决问题，请求指点迷津。

如果你打算实践这个技巧，从上面列举的选一个（或自己想一些）每天练习。无论是吃早餐时还是睡觉前，想好第二天会面临的挑战。决定好在什么时候什么场合练习，在日历上做个标记提醒自己，然后，放手做吧。

果断自信的陈词

如同上章所讲，自信是维持良好关系的重要技巧。没有它，你要么显得消极被动，要么显得咄咄逼人，这会损害彼此的信任和亲近。

自信的获得，最容易的办法就是做一个简单的准备，它让你的谈话有了总体的框架和重点，它还能让你提前想好自己的陈词。自己练习或让你信任的人帮你练。最后（时间由你定），充满信心地表达出来。

一个果断自信的陈述有三个基本组成部分和一个任选部分。

1. "我认为"。这部分集中在事实和你对情况的理解，不要对别人的动机妄加评论和猜测，不要带有攻击性。"我认为"是对事件、你的体验或一个改变的清楚的表达，例如：

- "我想我们很久没在一起了——上周有两个晚上，前一周只有一个晚上。"
- "你把我没认可的修理账单寄给了我。"
- "回想最近一段时间，大部分会议你都迟到。"
- "我从机场回来会有点晚——大约11点——还有……"

注意，这些陈述都直截了当，不带感情色彩，纯粹陈述事实，并未表示不赞同。

2. "我觉得"。这个部分可以任选。和朋友、家人在一起时可以用上，对你的汽车修理工就不必了。其目的是简短而不带贬义地描述你由事实引发的情绪。交际专家把这一部分叫做"我"陈述，因为它只关乎你和你的特殊感受。关于你的情绪的言辞最适合用"我"来开头。

- "我害怕。"
- "我感到孤独"。
- "最近，我为我们的事感到难过。"
- "我伤心，因为被迫放弃而难过。"
- "我感到几分失落和无形中越来越被疏远。"
- "我感到被排斥。"
- "我很期待，又很紧张。"

在每个例子中，给各种复杂的感受一个名称的同时，不要使别人感觉错了或有什么不好——否则不会起任何作用，只会让人产生戒备心，更不愿对你有所付出。谴责和批评的话通常用"你"开头——所以被称为"你"陈述。

- "你伤害了我。"
- "你对我们的事不在意。"
- "你总是迟到。"
- "你在坏我们的事儿。"

有些人把"你"陈述修饰成"我"陈述，这种文字游戏非常明显，因为它的开头通常是："我觉得你……"

• "我觉得你很自私。"

• "我觉得你从不在家待着。"

• "我觉得你在利用我。"

注意，此时，评判而不是感觉构成了交流的核心，它当然比"我"陈述更为保险——因为说话者不容易受到伤害——但它缺乏感情的沟通。

3. "我想。"果断就全部体现在这一部分，你需要把它彻底想清楚。这里有一些遵循的原则：

• 要求行动上，而不是态度上的改变。你当然不能指望别人因为你的好恶而改变他们的判断和感觉。信念和感情往往不是人能控制的，但你可以要求某人作出行为上的改变。

• 每一次要求别人改一点。不要要求一次就改完，那会让人感到压力。

• 只要求改变现在能改变的。"下次我们去度假，我希望你……"是非常苍白无力的"我想"陈述，因为等下次假期来的时候，你的话早就被忘了。

• 要明确而具体。像"乖一点"这样含糊的要求不能表达你任何思想，因为别人不知道它的准确含义。明确说出你期待别人什么样的新举动，以及你想在何时何地看到。占用别人20分钟时间帮你在网上搜索信息，远比寻求所谓的"技术支持"来得实际。

4. "自助解决"（任选）：光提要求是不够的。有时，你需要给他们鼓励（强化），别人才会乐意为你做事。最有效的鼓励就是果断陈词的第四部分，叫做"自助解决"。它等于告诉别人如果不答应你的要求，你会怎样自助。自助解决不等于威胁或惩罚别人，而在于向别人传递一种信息：你不是孤立无助的，你会设法解决问题。例如：

• "如果你不能按时去参加派对，我自己开车去。"

• "如果你不能帮着做清洁，我就请一个女佣，费用我们平摊。"

• "如果你不能让派对的声音小点，我就叫警察来帮你。"

• "如果你不办保险就驾驶，我就把车转到你名下，所有费用由你承担。"

所有这些自助方法都不是为了伤害别人，而是为了保护你的权利和照顾好你的需求。

整合果断陈词的各部分

现在，我们把果断陈词的各部分整合一下，你可了解它们怎么搭配。请看下面的例子。

例1

我认为：生活消费上涨都3年了，其涨幅已超过那时物价的10%。

我觉得：我觉得受到冷遇，因为公司运作良好而我却没得到什么实惠。

我　想：我要把生活费缩减10%，这样我的收入才能适应通货膨胀。

自　助：如果这事儿无法解决，我就另谋出路，才能养家糊口。

例2

我认为：今晚我一直在赶一份工作，都没时间做饭。

我觉得：我很着急，压力很大，也许无法完成任务。

我　想：你将就吃点剩饭好吗？我好继续干活儿。

自　助：如果不行的话，我可以叫一份比萨。

运用自助解决的办法就是有所保留——只有当别人拒绝了你提出的解决办法的时候才用。把"王牌"留到最后是有效的策略。

练习：自创果断陈词

现在，该是你自己练习了。从分析三种具体情形着手。事情出了问题，你想事情有所改观。把信息写在空白处。

问题1

问题是：＿＿＿＿＿＿＿＿＿＿＿＿＿＿＿＿＿＿＿＿＿＿＿＿＿＿

＿＿＿＿＿＿＿＿＿＿＿＿＿＿＿＿＿＿＿＿＿＿＿＿＿＿＿＿＿＿＿＿

我想改变的是：＿＿＿＿＿＿＿＿＿＿＿＿＿＿＿＿＿＿＿＿＿＿＿

＿＿＿＿＿＿＿＿＿＿＿＿＿＿＿＿＿＿＿＿＿＿＿＿＿＿＿＿＿＿＿＿

问题2

问题是：＿＿＿＿＿＿＿＿＿＿＿＿＿＿＿＿＿＿＿＿＿＿＿＿＿＿

＿＿＿＿＿＿＿＿＿＿＿＿＿＿＿＿＿＿＿＿＿＿＿＿＿＿＿＿＿＿＿＿

我想改变的是：＿＿＿＿＿＿＿＿＿＿＿＿＿＿＿＿＿＿＿＿＿＿＿

＿＿＿＿＿＿＿＿＿＿＿＿＿＿＿＿＿＿＿＿＿＿＿＿＿＿＿＿＿＿＿＿

问题3

问题是：_____

_____

我想改变的是：_____

_____

现在，我们把这些认识化为实际的陈词：

问题1

我认为：_____

_____

我觉得：_____

_____

我想：_____

_____

怎样自助解决：_____

_____

问题2

我认为：_____

_____

我觉得：_____

_____

我想：_____

_____

怎样自助解决：_____

_____

问题3

我认为：_____

_____

我觉得：_____

_____

我想：_____

_____

怎样自助解决：_____

洗耳恭听

众所周知，良好的沟通是双方的。但很多人不知道的是倾听是一个主动而不是被动的过程，它承担着真正理解对方对于问题所思所感的责任，目的是作出改变。换句话说，你所学的果断表达的三要素在倾听时也同样需要，从而引出问题。

如果在倾听过程中你不能准确理解对方的感受和愿望，直接问他，"我不确定你对此事的感觉——能再解释一下吗？""你觉得在这种情况下我们该作何改变？"

你的问题越主动，你了解到的就越多，你越有能力找到双赢的解决办法和折中方案。给对方提出的关键问题如下：

- "照你看来，问题的关键在哪？"
- "你怎样理解目前这个状况？你认为会发生什么事？"
- "当你在跟（具体问题）_____抗争的时候，你有什么感受？"
- "当你在跟（具体问题）_____抗争的时候，你想做什么？"
- "你认为什么需要改变？"
- "在这件事上，你需要我怎样的帮助？"

例如，罗恩注意到一个同事对他新开发的订货处理系统很有意见，罗恩就问他："你觉得哪儿还需要改进？"罗恩得到了大量的有用的回馈，于是整个情绪氛围得以改变。

主动的倾听很有价值，但记住——那仅仅是因为你可以发现别人的需求，并不是说你必须予以满足。

倾听的阻碍

这里有十种阻碍倾听效果的行为（摘自 McKay et al., 1983）。现在，在你有过的阻碍倾听行为前面打钩，但你不要评价自己——每个人都有其中一些行为。

_____ 胡乱猜测。你没问，就想当然地认为洞察了对方的心思。

_____ 自说自话。只想自己要说的话，不听对方说什么。

_____ 择己所需。只听重要的或与自己有关的事，其他一概不理（即使对对方
很重要）。

_____ 妄加评论。只去评论别人和他们说的话，而不去理解别人的出发点。

_____ 心不在焉。在和别人交谈时，心思却跑到另外的事情上去了。

_____ 缺乏耐性。只想得到建议和暂时的解决办法，而不懂得倾听和理解。

_____ 争强好胜。用争吵辩论来贬低别人。

_____ 自以为是。对于别人指出的需要改正的错误，一概拒绝不理。

_____ 岔开话题。一听到讨厌的或自己忌讳的谈话就使劲地转移话题。

_____ 假意逢迎。还没真正搞清对方的感受和用意，就连连称是（"我知道
了……你说得对……我很抱歉"）。

练习：倾听阻碍

在下表（表9.1）左栏，描绘三种你和别人交流出现障碍的情况。在右栏，试
着标注至少一种阻碍你倾听和理解别人的行为类型。

表9.1　倾听阻碍练习

具体情况	倾听阻碍
1.	
2.	
3.	

在接下来一周，留意你出现阻碍倾听行为有多频繁，坚决用主动倾听来改掉
它们（见"洗耳恭听"部分的关键问题）。

学会说"不"

学会说"不"是良性交流的关键部分，没有它，任何关系都是危险的——就
像驾驶有油门没刹车的小汽车，你无法控制别人对你的行为。

说"不"既简单又困难。话不多，但说出来需要勇气。让我们从"怎样说不"
开始。只有两个步骤：

1. 表示理解对方的需求和愿望。

2. 明确表示你不赞成这么做。

例如：

·"杀人如麻的动作片确实好看，但我今晚只想安静。"

·"我看得出荨麻酒色很好看——很有活力——但在卧室里，我更喜欢柔和色彩。"

·"我明白你为什么想叫伊恩（我们的儿子）来对质，我不同意这种做法，它很可能使伊恩不再理我们。"

·"我明白你为什么想晚点去，怕晒太阳嘛，但我不喜欢就寝时间过了这么久还干耗着。"

注意，关键的语句是"我宁愿"和"我不愿意"。不要从你的角度作过多解释，不要争辩，只需要赞成或否定。重要的是，不要给对方以口实来反对你，谁会和一个人的偏爱和感觉来辩论呢？

练习：建立果断的等级

学会果断（包括说不）需要实践并愿意冒一定风险。但你需要在低风险状况下，从实践中学习，然后再运用到那些更让人心烦的事情中去。

列出关于你想改变，你想说不，你想设限的各种情况。集中你和家人、朋友、同事、下属、上司等人的问题，把它们按照风险度和困难度从1排到10。1代表最容易，10代表最困难。

表9.2 运用果断的状况等级

级 别	具体情况

现在，我们从等级最低的情况开始，做四件事：

1.打一份草稿（"我认为……我觉得……我想"）。

2.预演你的草稿。

3.注明你准备运用它的时间和地点。

4.向自己保证在具体某日作出果断的陈述。

当你完成第一个果断的目标，分析一下哪些起了作用，哪些有待改进。例如，你还需要更坚定些吗？争吵和借口还应当少点吗？无论你在第一步学到了什么，都将其融入到第二等级情况的准备中去，依次走完每个等级，在这个过程中，你会发现信心和技巧都在增强，你的社会关系变得越来越令人满意。

应对阻力和冲突

前面我们谈到了怎么改善倾听的能力，但是如果别人不听你讲话怎么办呢？答案就是下面五个处理冲突的技巧中：

1. 彼此认同
2. 软磨硬泡
3. 刨根问底
4. 话留三分
5. 果断推延

彼此认同

当别人不听你讲话，最通常的原因就是觉得你的话没意思。他们不曾被别人好好倾听，于是不断抛出自己的观点和主张。你可以用彼此包容的方式使问题简化，包容不等于完全赞同别人；相反，它只意味着你理解了别人的需求、感受和动机，你懂了——明白了对方的思维方式和感受。

因此，彼此包容意味着你承认和理解别人的体验，你知道他们的出发点，同时，你也认可自己的感受。例如：

• "我知道冒这么大的财务风险是很可怕的；你的确应该谨慎。但对我而言，为了退休后生活更宽裕，急于做一些高回报的投资。我们的出发点都是合理的，只是做法不同。"

• "我知道，我说你没尽力的话伤了你，谁听了这话都会觉得刺耳，换我也一样。但就我而言，我很害怕这个工程有超出预算的危险，我得想办法，我需要大家齐心协力。"

• "我理解你担心我的安全才换了这个部件，我非常感谢。但就我而言，我手头很紧，无法支付修理费。实际上，只要车子能跑就行，安全不是我目前最关心的。"

注意每个彼此包容的例子都包括一个用"我知道/理解"开头的句子和另一

个用"就我而言"开头的句子。这两个句子确定了双方的观点你都理解。

软磨硬泡

在别人没有抓住你意思的时候，运用这个技巧。就你的想法作一个简短、具体、易懂的陈述，最好就一句话，不用找借口，也不用解释。站直或坐直，用一种坚定有力的声音，然后根据需要反复地陈述，个别地方换个说法——但不要改动太多。

不要争吵，不要动怒，也不要辩论和反驳别人的话。不要回答任何问"为什么"的问题（"为什么你想要……"），因为那只会给对方提供攻击你的借口。你应该这样回答："我只是更喜欢那样，"或者"那只是我的感觉。"在任何情况下，你都不应该为支持你的观点提供进一步的信息和证据。就像一张老唱片，礼貌地、清楚地重复你的陈述。例如：

山姆：你家树上的一根大枝丫伸到我屋顶上了，我担心下次暴风雨会把它刮落，压到我的房子，我希望你找个园林工把它砍了。

比尔：它好多年都那样，我觉得不用担心。

山姆：我认为那个枝丫对我的房子是个潜在的危险，我希望你能清除它。

比尔：别紧张，等我们死了它都不会掉下来。

山姆：它就悬在我的屋顶上，我很担心，我要求你在它掉下来之前把它清除掉。

比尔：你为什么对此突然变得这么紧张？

山姆：那个大枝丫就悬在我的屋顶，比尔，必须清除它。

刨根问底

这里的关键语句是：

•"让你烦心的那个_____（事情的具体名称）是怎么回事？"

就这样一直问下去，直到获得有用的信息。

例如，让我们回到前面那个某人被指责没尽力的例子，想象被指责的人是你，看看刨根问底能帮到你什么忙。

批评者：你对这里的工作没尽到力。

你：我的工作哪一点让你不满意？

批评者：其他人都在加班，你却每晚5点钟就开溜了。

你：我按时下班有什么不对吗？

批评者：工作必须完成了，我得负责监督它的完成，而你还是按部就班。

你：我按部就班又有什么不对吗？

批评者：别人都在帮着做你的事——通常是我，我希望你能做完事再走。

你：谢谢你把事情解释清楚了。

如果你还想多问，再弄清楚点，可以复习"洗耳恭听"部分给出的提问模式。

话留三分

这个技巧让你"部分同意"某人意见，而不是全盘接受他说的话。它能让人心平气和，停止争吵。

问题关键是你要找到对方话语中你能接受的部分，然后承认他在这一点上是正确的，其他的争论就不要管了。达成一致的一个方法就是修正那些纯粹过火的言辞，如像"总是"和"从不"。

例1

批评者：你总是为一点小事就发脾气。

你：没错，我有时也发现自己容易被激怒。

例2

批评者：当我需要的时候，你从不支持我。

你：没错，有好多次你提的要求，我都不能完全地支持。

仔细揣摩，话留三分技巧是怎样以退为进，抵消了他或她的论点。现在，通向真正合理协商的大门敞开了，虽然需求各有不同。

果断推延

这个技巧给了你缓冲的空间，特别是事态激化的时候。对方常常催促你立马做出一个决定或同意一项计划。果断推延技巧让你有喘息的机会——哪怕几分钟或几小时。趁这空当，你可以冷静下来，仔细想想别人的话，酝酿一个恰当的回应。"你对我讲了很多，我需要时间整理出个头绪。""给我一个小时，这很重要，我想在表态前仔细考虑一下。"

怎样协商

当你和某人发生冲突，需要协商时，你的出发点应该是，你们两人的需求都合理。以下是五个指导原则：

思想放松。冷静对待冲突，每一次开口前做一个深呼吸，用呼气缓解你的紧张。

避免反感。记住你可能不由自主地表现出厌恶。为了避免，你要谨慎出言。

理解对方的需求。争取一个公平、双赢的结果，双方的需求都能得到部分的满足。

审视你的价值观。你希望在某种关系中得到什么样的对待——你想怎么对待别人？你想达到什么目的，不只是关于冲突，还有这种关系本身。

中性的语调。语调中不要带怒气和轻蔑。

只要你遵循这五个原则，就可以开始实际的协商过程。一开始，你们轮流提出自己的解决方案，要确保你的建议至少体现了对方的部分需要，如果你不明白对方的需求是什么，就问问。

当你们每人都提供了几个可供选择的方案后——还没达成一致——就该寻求折中方案。这里有些典型的折中例子：

• 给对方优选权。离婚后，莎朗把家里的艺术品分成两部分，但劳伦斯可以先选。

• 轮换。琳达和莫伊每年假期去登山和去海边交替着来。

• 兼收并蓄。同时满足两人的需求。

• 试验期。每个方案实行一段时间，完后重新评估。如一方反对，重新展开商议。

• 各自采取自己的做法。每个人都用自己的方法处理问题。山姆和卡特琳娜合伙开了家卖流行服饰的小店，山姆认为卡特琳娜做的那个写有"欢迎光临"的标识牌过于鲜艳。他们同意，山姆看店的时候就把它收起来。

• 分工。室友吉尔和丹尼斯说好，只要吉尔每周清洁一次浴室，丹尼斯就每周用吸尘器打扫一次房屋。

• 兼顾。两个朋友或同事准备一起启程去参加一个会议。一个想悠闲地坐火车去，另一个想急着乘飞机去，于是决定去时乘飞机，回来时坐火车。

• 都让一点。这个办法在讨价还价和商量在某事上花多少时间的时候常常有用。

练习：怎么协商

　　回想三种最近你和别人的要求发生冲突的情况。为每种矛盾从上面选出两个可行的折中方案，具体描绘你将怎样实施它们。

表 9.3　冲突解决折中方案

冲　突	折中方案
1.	a. b.
2.	a. b.
3.	a. b.

　　在采取折中方案的时候，保持灵活性至关重要。坚持一成不变的立场会让协商陷入僵局。大胆提出有创意、不落俗套的解决方案。为了有所收获，要舍得丢弃一些东西。

怎样分析问题的关联

　　在沟通不顺畅时，要善于发现问题的症结所在。在人际关系中，问题和冲突总是不可避免的，有时你会发火或压抑自己的情绪，但是关键要从事情中吸取教训，丰富自己的技巧，失败为成功之母。

　　下面的清单能帮你反省在人际交往中存在的问题，进一步弄清楚问题的原因。

　　人际交流效果检验清单

　　1.你明确自己的目标吗

——你知道自己到底想要什么吗？

——你知道自己不想要什么吗——这样你就可以说不？

——你清楚自身的价值吗，你想怎样对待别人和被别人对待？

2. 你采取过令人反感的策略吗

——不理会

——退缩/放弃

——威胁

——责怪

——贬抑/诽谤

——加深别人的负罪感

——岔开话题

——毁人清誉

3. 你曾消极以待吗

——逃避/拒绝

——压制情绪/过度戒备

4. 阻碍因素是什么

——过激的情绪（见第8章）

——恐惧和太多的假设（见第8章）

——有害关系（见第8章）

——误思（见第8章）

- 如果我有某种需要，那肯定是我出了什么问题。

- 对方抓狂或对我说不，我会受不了。

- 说不或提要求是自私的表现。

- 对任何事我都无法控制。

5. 强硬度

——过度？

——不够？

6. 表现果断的不当之处

——主观评价代替事实（见本章）

——"你"陈述代替"我"陈述（见本章）

——对实现愿望的行动缺乏具体描述（见本章）

7. 有倾听阻碍吗（见本章）

——胡乱猜测

——自说自话

——缺乏耐性

——争强好胜

——择己所需　　　　　　——自以为是

——妄加评论　　　　　　——岔开话题

——心不在焉　　　　　　——假意逢迎

8.忘掉解决冲突的策略了吗

——彼此认同　　　　　　——话留三分

——软磨硬泡　　　　　　——果断推延

——刨根问底

9.协商破裂了吗

——你忘了五条方针吗？

- 思想放松

- 避免反感

- 理解对方的需求

- 审视你的价值观

- 中性的语调

——你没有用折中方案吗？

人际交流效果检验清单是评估你所希望的良性互动的起点。先把问题弄清楚，再决定你想解决哪一个。复习本章和下一章中与你想改进的技巧相关的部分。最后，为你下次怎样改变自己的行为作一个具体的规划。不要加上太多的东西，否则记不住，集中在作用会很显著的几个改变上，具体写下在哪种情况下你将采取哪些不同的措施。

这儿举个例，劳拉运用人际交流效果检验清单评价她和老板的一次矛盾。因为手腕扭伤，她要求老板派给她轻松的活儿。以下是她作为问题进行检验的项目。

- 诋毁（我对他说公司不关心员工。）

- 反应过度（我很快陷入沮丧，忘了一些技巧。）

- 荒谬的想法（我觉得如果我提出特别的要求，就是我的错。）

- "你"陈述（我说："我感觉你并不真正关心下属的事。"）

- 没有针对需求的行为描述（我没具体说明要求什么样的"轻松的活儿"）

- 倾听的阻碍（我随意评价，还争吵。）

- 彼此包容（我没有肯定他对我们的关心。）

- 详细了解（我从没感觉到他的关心。）

劳拉意识到她无法解决清单上的所有问题，因此决定集中在其中几件事情上：

- 诋毁和"你陈述"
- 针对需求的具体描述
- 反应过度
- 详细了解

以下是劳拉写的计划：

当我再和老板谈到此事的时候，我准备照下面的计划去做：

1. 特别小心不要对鲍伯或公司横加指责——不管我多么不高兴。

2. 在我和他谈话前，作几分钟有意识呼吸，让自己平静下来。

3. 在我开始激动或提高嗓门儿的时候提醒自己——做两个深呼吸让自己平静。

4. 告诉他除了文字校对、抄写和使用鼠标要等到我手腕好了以后才做，其他事我都能做。

5. 如他不同意，我会告诉他只需要考虑暂时调换我的岗位，然后就此进行协商。

关于新的人际交往技巧最应该记住的是不断实践。坚持总有收获，出现问题时不要太在意，把事情搞清楚，做出新的计划。你有能力改变你的人际关系和生活，你唯一需要的就是不断地尝试。

10
综述

你从本书学到的技巧随着你每天的练习会不断提高。相反，如果你不实践，你又会生疏，它们也不会真正起到改变的作用，而仅仅成为一种想法，回忆起来一团乱，对你没有实际的帮助。

保持和加强你的技巧需要不懈的努力。有句老话说得好，有志者事竟成，你现在需要的就是坚持：下定决心每天——甚至加时练习你的技巧。

你也许会疑惑——这很正常——坚持做这么有挑战性的事，动力从哪来？所有关于毅力的话题听起来就像老套的说教，但有个方法让你每天练习所学的技巧，也不需要多强的意志力，只需要你养成习惯，每天花15分钟练习。

天天练习心情开朗

每日一练从本质上讲就是一种保持情绪和心理健康的运动养生法，它包括五部分：

1. 正念冥想
2. 深度放松
3. 自我观察
4. 认同意识
5. 坚定行动

每日一练总共只需花15分钟，最好安排在每天固定的时间——以养成健康的习惯。选择一天中你可以安静独处的时段，可以是喝完早咖啡后或下班吃午饭前，可以用于你晚上回家后的减压或上床睡觉前的例行活动。无论你选择什么时间，贵在坚持，别让其他的事和任

务干扰了它，把每天一练的时间当作和自己的约定——和你其他坚守的承诺一样
重要。

　　你的每日一练应该从菜单中选出然后集中在一起，具体做法如下：

　　1.正念冥想。3~5分钟，从下面选一个：

　　• 正念呼吸（见第3章）

　　• 慧心冥想（见第4章）

　　2.深度放松。3分钟，从下面选一个：

　　• 暗示控制放松（见2章）

　　• 沐浴圣光（见第3章）

　　• 安全地方的形象化（见第2章）

　　3.自我观察。3分钟，从下面选一个：

　　• 思想解脱（见第3章）

　　• 不带评价地留意自己的情绪（见第7章）

　　4. 认同意识。见第2章自我认同的清单，或自创自我认同的方法。做缓慢
深呼吸的时候重复肯定的话语5次，你可以每天选择不同的肯定方式——或坚
持一种。

　　5.坚定行动。3分钟，从下面选一个：

　　• 计划完成今天的（或明天）的坚定行动（见第2章）。

　　• 计划你今天（或明天）能做什么以获取超然力量（见第2章）。

　　你的每日一练的各个部分都是为了加强一个或多个核心技巧，居于首位的就
是留心观察技巧，因为其他一切技巧或多或少都以它为基础。深度放松对承受痛
苦很关键，而自我观察和认同意识则有助于调节情绪。最后，一个坚定行动计划
可增强调节情绪技巧和人际交往技巧的作用。

　　坚定行动的概念值得特别注意。你的每日一练应该包括当天或第二天做事的
计划，针对性地解决问题，应付难缠的情况或人，增强发挥超然力量的意识。你
可以通过一次祈祷、一个善举或一份给予来获取超然力量。选择权在你，但是，
坚定行动对于真正改变你的生活是必须的。

　　现在，从下面五种每日一练中选出明天你要做的练习，然后写在下面作为你
要兑现的承诺的一部分。

我的每日一练

正念冥想：_____

深度放松：_____

自我观察：_____

认同意识：_____

坚定行动计划：_____

你每天的练习时间？写在此处：

到此，非常好——你知道了每日一练的内容和时间，但贵在坚持——每天花15分钟强化你的技巧。

你怎么坚持？答案是每一天的某个时候——确保是当天约定的时间，你展开练习。第二天照样……一直坚持下去。承诺不是一旦定下就终身不变的教条，而是每天的实际行动。

每日一练能改变你的生活，因为它给老问题提供了新办法。生活的意义不在于希望和目的，而在于实践，在于力量的展现。现在，本书就要结束，我们愿你将所学的融入你的生活。你能做到，或许还不完美，但足够真正改变你的生活。

著名诗人和作家萨缪尔·约翰逊（Samuel Johnson）说过："未来起步于现在。"同样，从今天起，开始致力于辩证行为疗法技巧的练习，可以为你创造更幸福、健康的明天。

参考文献

Alberti, R. E., & Emmons, M. (1990). *Your perfect right* (6th ed.). San Luis Obispo, CA: Impact Press.

Anderson, W. P., Reid, C. M., & Jennings, G. L. (1992). Pet ownership and risk factors for cardiovascular disease. *Medical Journal of Australia,* 157(5), 298-301.

Babyak, M., Blumenthal, J. A., Herman, S., Khatri, P., Doraiswamy, M., Moore, K., et al. (2000). Exercise treatment for major depression: Maintenance of therapeutic benefit at 10 months. *Psychosomatic Medicine*, 62(5), 633-638.

Baer, R. A. (2003). Mindfulness training as a clinical intervention: A conceptual and empirical review. *Clinical Psychology: Science and Practice*, 10, 125-143.

Barker, L. L. (1990). *Listening behavior*. New Orleans, LA: SPECTRA.

Beck, A. T., Rush, A. J., Shaw, B. F., & Emery, G. (1979). *Cognitive therapy of depression*. New York: Guilford Press.

Bower, S. A., & Bower, G. H. (1991). *Asserting yourself: A practical guide for positive change* (2nd ed.). Reading, MA: Addison-Wesley Publishing.

Chodron, P. (2003, March). How we get hooked, how we get unhooked. *Shambala Sun*, 30-35.

Dodge, K. A. (1989). Coordinating responses to aversive stimuli: Introduction to a special section on the development of emotion regulation. *Developmental Psychology*, 25(3), 339-342.

Feldman, C. (1998). *Thorsons principles of meditation*. London: Thorsons.

Fisher, R., & Ury, W. (1991). *Getting to yes: Negotiating agreement without giving in* (2nd ed.). New York: Viking Penguin.

Greenwood, K. A., Thurston, R., Rumble, M., Waters, S. J., & Keefe, F. J. (2003).

Anger and persistent pain: Current status and future directions. *Pain*, 103(1-2), 1-5.

Hayes, S. C., Strosahl, K. D., & Wilson, K. G. (1999). *Acceptance and commitment therapy: An experiential approach to behavior change.* New York: Guilford Press.

Inayat Khan, P. V. (2000). *Awakening: A Sufi experience.* New York: Tarcher/Putnam.

Johnson, S. M. (1985). *Characterological transformation: The hard work miracle.* New York: W. W. Norton & Company.

Kabat-Zinn, J. (1982). An out-patient program in behavioral medicine for chronic pain patients based on the practice of mindfulness meditation: Theoretical considerations and preliminary results. *General Hospital Psychiatry*, 4, 33-47.

Kabat-Zinn, J. (1990). *Full catastrophe living: Using the wisdom of your body and mind to face stress, pain, and illness.* New York: Delacorte.

Kabat-Zinn, J. (2003). Mindfulness-based interventions in context: Past, present, and future. *Clinical Psychology: Science and Practice*, 10(2), 144-156.

Kabat-Zinn, J., Lipworth, L., & Burney, R. (1985). The clinical use of mindfulness meditation for the self-regulation of chronic pain. *Journal of Behavioral Medicine*, 8, 163-190.

Kabat-Zinn, J., Lipworth, L., Burney, R., & Sellers, W. (1987). Four-year follow-up of a meditation-based program for the self-regulation of chronic pain: Treatment outcomes and compliance. *Clinical Journal of Pain*, 2, 159-173.

Kabat-Zinn, J., Massion, M. D., Kristeller, J. L., Peterson, L. G., Fletcher, K. E., Pbert, L., et al. (1992). Effectiveness of a meditation-based stress reduction program in the treatment of anxiety disorders. *American Journal of Psychiatry*, 149, 936-943.

Kerns, R. D., Rosenberg, R., & Jacob, M. C. (1994). Anger expression and chronic pain. *Journal of Behavioral Medicine*, 17(1), 57-67.

Kristeller, J. L., & Hallett, C. B. (1999). An exploratory study of a meditation-based intervention for binge eating disorder. *Journal of Health Psychology*, 4, 357-363.

Linehan, M. M. (1993a). *Cognitive-behavioral treatment of borderline personality disorder*. New York: Guilford Press.

Linehan, M. M. (1993b). *Skills training manual for treating borderline personality disorder*. New York: Guilford Press.

Marra, T. (2005). *Dialectical behavior therapy in private practice: A practical and comprehensive guide*. Oakland, CA: New Harbinger Publications.

McKay, M., Davis, M., & Fanning, P. (1983). *Messages: The communication skills book*. Oakland, CA: New Harbinger Publications.

McKay, M., Davis, M., & Fanning, P. (1997). *Thoughts and feelings: Taking control of your moods and your life*. Oakland, CA: New Harbinger Publications.

McKay, M., Fanning, P., & Paleg, K. (1994). *Couple skills: Making your relationship work*. Oakland, CA: New Harbinger Publications.

McKay, M., Rogers, P. D., & McKay, J. (2003). *When anger hurts: Quieting the storm within* (2nd ed.). Oakland, CA: New Harbinger Publications.

Merton, T. (1960). *Spiritual direction and meditation*. Collegeville, MN: Order of St. Benedict.

Olerud, J. C., & Wilson, K. G. (2002, May). *Evaluation of an ACT intervention in a preventive program for chronic pain at the worksite*. Paper presented at the meeting of the Association for Behavior Analysis, Toronto, Canada.

Pinson, D. (2004). *Meditation and Judaism: Exploring the Jewish meditative paths*. Northvale, NJ: Jason Aronson.

Rahula, W. (1974). *What the Buddha taught* (2nd ed.). New York: Grove Press.

Rogers, C. R. (1951). *Client-centered therapy*. New York: Houghton Mifflin Company.

Salzberg, S. (1995). *Lovingkindness: The revolutionary art of happiness*. Boston: Shambhala.

Salzberg, S. (1997). *A heart as wide as the world: Living with mindfulness, wisdom, and compassion*. Boston: Shambhala.

Salzberg, S. (2005). *The force of kindness: Change your life with love & compassion*. Boulder, CO: Sounds True.

Segal, Z. V., Williams, J. M. G., & Teasdale, J. D. (2002). *Mindfulness-based cognitive therapy for depression: A new approach to preventing relapse*. New York: Guilford Press.

Serpell, J. (1991). Beneficial effects of pet ownership on some aspects of human health and behaviour. *Journal of the Royal Society of Medicine*, 84(12), 717-720.

Shapiro, S. L., & Schwartz, G. E. (2000). The role of intention in self-regulation: Toward intentional systemic mindfulness. In M. Boekaerts, P. R. Pintrich, & M. Zeidner (Eds.), *Handbook of self-regulation* (pp. 253-273). New York: Academic Press.

Suzuki, S. (2001). *Zen mind, beginner's mind: Informal talks on Zen meditation and practice*. New York: Weatherhill.

Tart, C. T. (1994). *Living the mindful life: A handbook for living in the present moment*. Boston: Shambhala.

Teasdale, J. D., Segal, Z. V., Williams, J. M. G., Ridgeway, V. A., Soulsby, J. M., & Lau, M. A. (2000). Prevention of relapse/recurrence in major depression by mindfulness-based cognitive therapy. *Journal of Consulting and Clinical Psychology*, 68, 615-623.

Wilson, K. G. (2002). The Valued Living Questionnaire. Available from the author at Department of Psychology, University of Mississippi, University, MS.

Wilson, K. G., & Murrell, A. R. (2004). Values work in acceptance and commitment therapy: Setting a course for behavioral treatment. In S. C. Hayes, V. M. Follette, & M. M. Linehan (Eds.), *Mindfulness and acceptance: Expanding the cognitive-behavioral tradition* (pp. 120-151). New York: Guilford Press.

图书在版编目（CIP）数据

辩证行为疗法：掌握正念、改善人际效能、调节
情绪和承受痛苦的技巧/(美)马修·麦克凯
(Matthew McKay)，(美)杰弗里·伍德
(Jeffrey C. Wood)，(美)杰弗里·布兰特里
(Jeffrey Brantley)著；王鹏飞，李桃，钟菲菲译.--重庆：
重庆大学出版社，2018.1（2023.11重印）
（心理咨询师系列）
书名原文：The Dialectical Behavior Therapy
Skills Workbook: Practical DBT Exercises for Learning
Mindfulness, Interpersonal Effectiveness, Emotion
Regulation & Distress Tolerance
ISBN 978-7-5689-0912-9

Ⅰ.①辩… Ⅱ.①马…②杰…③杰…④王…
⑤李…⑥钟… Ⅲ.①精神疗法 Ⅳ.①R749.055
中国版本图书馆CIP数据核字(2017)第297934号

辩证行为疗法

掌握正念、改善人际效能、调节情绪和承受痛苦的技巧
Bianzheng Xingwei Liaofa：Zhangwo Zhengnian、Gaishan
Renjixiaoneng、Tiaojie Qingxu he Chengshou Tongku de Jiqiao

［美］马修·麦克凯　杰弗里·伍德　杰弗里·布兰特里　著

王鹏飞　李　桃　钟菲菲　译

鹿鸣心理策划人：王斌

策划编辑：敬京

责任编辑：敬　京　　版式设计：刘　伟
责任校对：关德强　　责任印制：赵　晟

*

重庆大学出版社出版发行
出版人：陈晓阳
社址：重庆市沙坪坝区大学城西路21号
邮编：401331
电话：（023）88617190　88617185（中小学）
传真：（023）88617186　88617166
网址：http://www.cqup.com.cn
邮箱：fxk@cqup.com.cn（营销中心）
全国新华书店经销
重庆市正前方彩色印刷有限公司印刷

*

开本：720mm×1020mm　1/16　印张：14.25　字数：239千
2018年1月第1版　　2023年11月第6次印刷
ISBN 978-7-5689-0912-9　　定价：56.00元

THE DIALECTICAL BEHAVIOR THERAPY SKILLS WORKBOOK: PRACTICAL DBT EXERCISES FOR LEARNING MINDFULNESS, INTERPERSONAL EFFECTIVENESS, EMOTION REGULATION, & DISTRESS TOLERANCE by MATTHEW MCKAY & JEFFREY C. WOOD & JEFFREY BRANTLEY Copyright: © 2007 BY MATTHEW MCKAY & JEFFREY C. WOOD & JEFFREY BRANTLEY
This edition arranged with NEW HARBINGER PUBLICATIONS through BIG APPLE TUTTLE-MORI AGENCY, LABUAN, MALAYSIA. Simplified Chinese edition copyright: 2009 CHONGQING UNIVERSITY PRESS All rights reserved.
版贸核渝字（2008）第094号